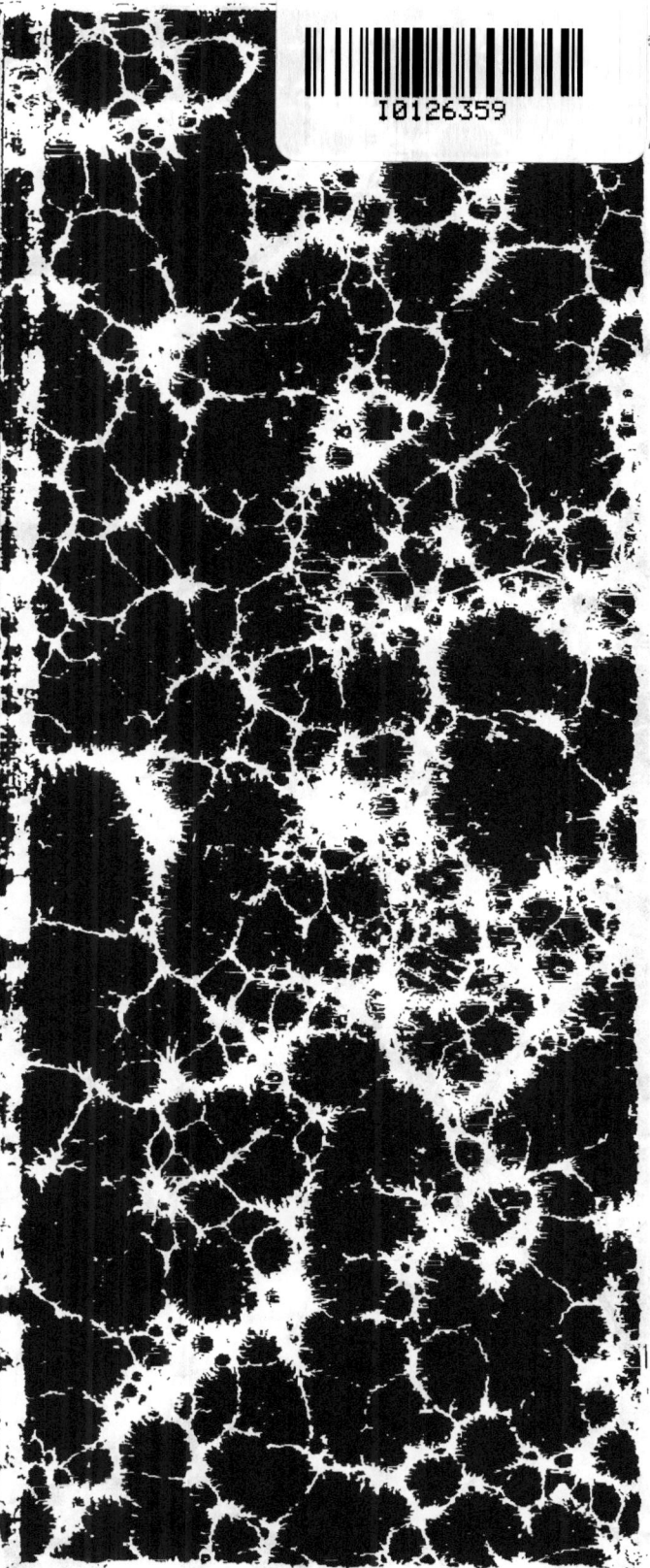

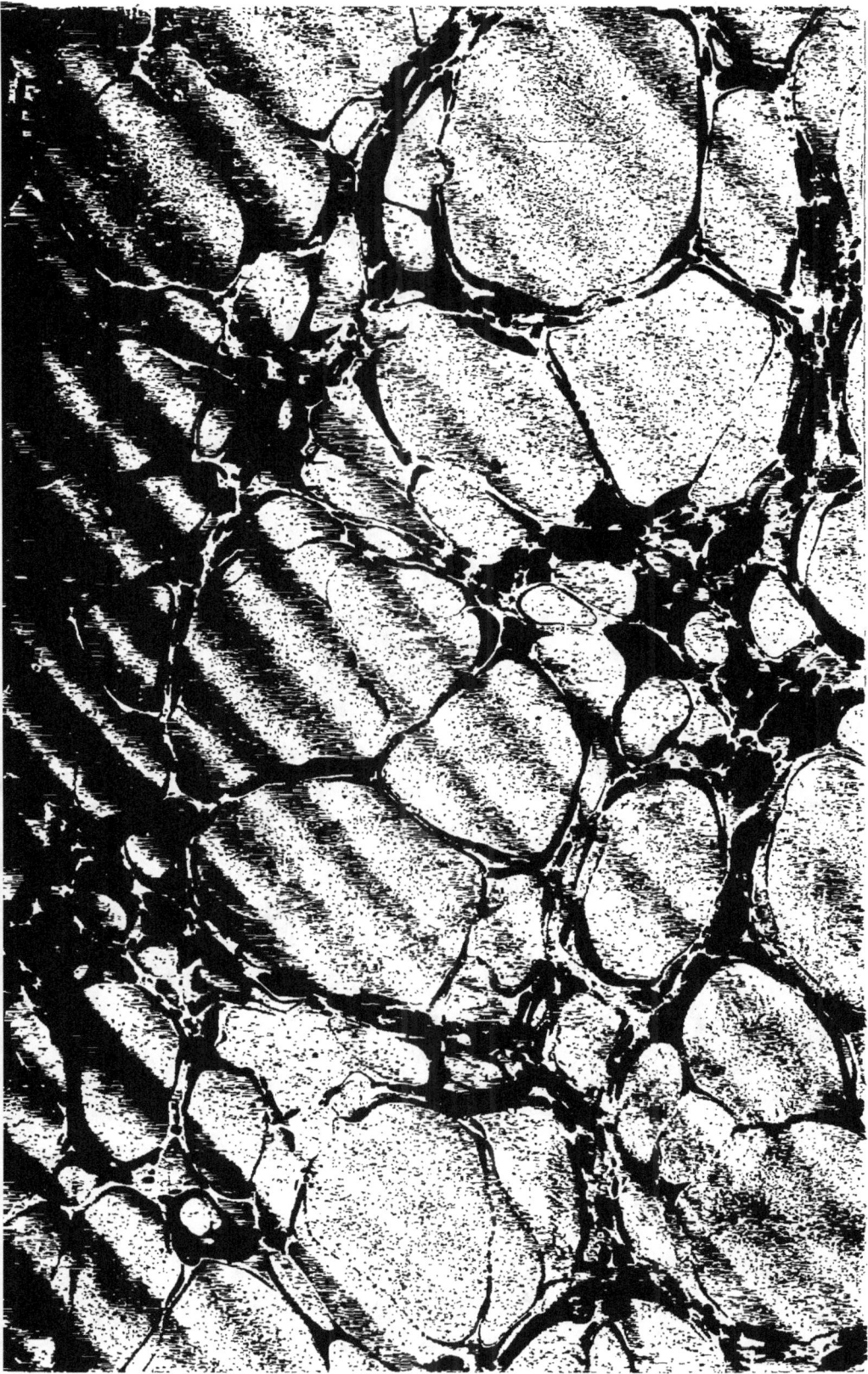

Docteur CAUFEYNON

LA VOLUPTÉ ET LES

PARFUMS

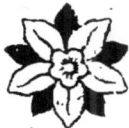

PARIS

Offenstadt & Cie, Éditeurs

39. RUE DE TRÉVISE. 39

— 1903 —

La Volupté et les Parfums

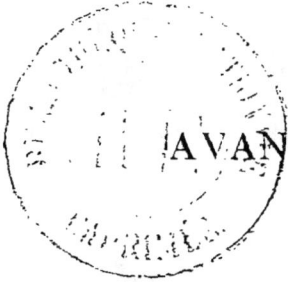

AVANT-PROPOS

AVANT-PROPOS

Des Parfums.

L'emploi des parfums est entré totalement dans nos mœurs, ils ont apporté à leur suite leur part de bien-être que la civilisation procure à l'homme, car ils ont augmenté le nombre de nos sensations agréables; des foules de parfums ont été employés et l'on a emprunté aussi bien au règne animal (musc, ambre, civette) qu'au règne végétal (violette, héliotrope, cassie, oranger, tubéreuses, roses, etc.) les matériaux destinés à satisfaire les exigences de cette faveur grandissante.

Il y a deux ou trois siècles, les parfums d'origine animale étaient très en vogue, le musc et la civette réunissaient presque tous les suffrages. Le goût a changé depuis, sous la seule influence de la mode, semble-t-il. Le choix des parfums varie cependant par suite de raisons plus précises ; d'après le sexe d'abord et ensuite selon l'éducation.

Beaucoup de parfums sont, en effet, employés de préférence par la femme, comme d'autres, dont l'homme, a

l'emploi exclusif. La femme est généralement portée à se servir d'odeurs
plus pénétrantes. D'un autre côté, le
sens olfactif est susceptible d'éducation au même titre que les autres
sens. Chaque classe n'a-t-elle pas
une préférence marquée pour une
certaine catégorie de parfums. Les
gens de classe inférieure utilisent les
parfums lourds; ylang-ylang, peau
d'Espagne, patchouly. Ceux de la
classe élevée préfèrent les parfums
doux : héliotrope, violette, ambre,
œillet, etc.

Si la femme est plus portée que
l'homme à user des parfums, elle est
aussi plus portée à en abuser ; pourquoi ? Parce que le parfum étant

1.

comme la parure, une œuvre de ten-
tation, la femme se parfume plus que
l'homme, de même qu'elle se pare
davantage. La pudeur joue également
ici un rôle ; beaucoup de femmes, à
certaines époques, portent sur elles
une odeur fade qui peut suffire à dé-
celer leur état du moment ; il est
donc fort compréhensible qu'elles en
masquent l'odeur.

Les parfums impressionnent vivement le cerveau, c'est là, pour ainsi
dire, leur action normale ; il semble
que ces aromes d'une matérialité
presque parfaite se rapprochent de
l'esprit et peuvent agir d'une manière
plus directe sur notre âme et sur notre
intelligence. Souvent l'impression fu-

neste qu'ils semblent produire est pu-
rement imaginaire, comme chez cette
dame qui prétendait être rendue
malade par l'odeur des roses et qui
s'évanouissait lorsqu'on lui présentait
une de ces fleurs artificielles. Mais
leur action sur le cerveau est réelle,
il faut en tenir compte.

S'il sont nuisibles, lorsqu'ils satu-
rent de leurs aromes trop pénétrants,
une atmosphère trop renfermée, les
parfums ne le sont pas quand ils nous
entourent, suaves, légers et délicats.
Les odeurs que prépare l'art du parfu-
meur ne sauraient avoir de funestes
effets; un bouquet de fleurs oublié
dans une chambre peut produire de
graves désordres et même la mort,

mais ce n'est pas son parfum qui l'occasionne, elle sera donnée par l'énorme quantité d'acide carbonique, de gaz délétères qu'il exhale et qui, inaperçus en plein air, vicient rapidement l'atmosphère d'un appartement.

Respirez donc les roses et les jasmins, sur leurs tiges ou à l'ombre de leurs berceaux ; gardez-vous de parer vos boudoirs de muguets de tubéreuses ; n'y admettez qu'avec prudence la modeste violette elle-même. Les parfums préparés par l'art doivent y répandre seuls leurs suaves senteurs ; les flacons et les sachets qui les renferment ne laissent que les principes de l'odeur ; il n'y a production d'aucun gaz délétère et pour cela même

aucun danger. C'est bien toujours le
frais parfum des roses, mais des roses
sans épines !

L'impression voluptueuse qui résulte d'une odeur agréable, fournit à
l'homme de bien douces jouissances et
lui rappelle de.tendres souvenirs. Un
grand philosophe à dit avec un sem-
blant de raison que l'odorat était le
sens de l'imagination. L'espèce de ravissement que font éprouver les odeurs
suaves, porte sur l'entendement une
influence profonde.

Lorsque les premiers rayons du soleil, dissipent la rosée en vapeurs légères, un air printanier semble faire
couler dans les veines une vie plus
généreuse, les émanations des fleurs

portent au cerveau les plus douces
sensations. Au sein de cette atmosphère embaumée, les idées sont plus
riantes, elles brillent de plus d'éclat;
une douce mélancolie s'empare de
l'âme, nous tombons dans une contemplation ravissante. Ce sont ces déli-
cieuses impressions fugitives dans la
nature, comme les parfums qui les
donnent que l'art a su captiver pour
l'ornement de la beauté ; c'est le bonheur sur la terre ! c'est à la femme
à savoir s'en servir pour captiver
l'homme ; mais si l'usage du parfum ne saurait être blâmé, il faut
savoir rester dans les justes limites et
ne pas tomber dans les excès dont on

trouve de si nombreux exemples dans l'histoire des parfums.

La nature nous a donné un organe capable de nous procurer des sensations extrêmement agréables, gardons-nous de l'émousser et de tomber dans l'exagération.

Que les femmes qui aiment les parfums en usent avec une grande modération et que celles qui sont tentées de sentir trop bon, méditent le vers du poëte :

Il ne sent pas bon celui qui sent toujours bon.

PRÉFACE

Préface.

Avant d'aborder le sujet du titre de cet ouvrage, nous avons cru devoir faire une étude physiologique de l'odorat, sens dont les fonctions, les lésions, les anomalies n'ont pas été encore vulgarisées. Nous démontrerons ensuite que l'emploi des parfums dans l'espèce humaine est une dérivation d'un besoin physiologique inhérent aux autres vivants et indispensable à la reproduction et à la conser-

vation des espèces. Après avoir parlé
du rôle des odeurs dans les végétaux,
les animaux et l'homme, dans leurs
rapports avec la reproduction, nous
envisagerons les perversions sexuelles
qui s'y rattachent. Nous prouverons
que l'influence des parfums est manifeste pour toutes les classes de la société, que les personnes neuves en
amour, mais sensées, les personnes
éclairées sur l'amour et les simples
d'esprit, possèdent un bien-être matériel et moral et sont également impres-
sionnées par les odeurs.

Enfin nous terminerons par une
étude raisonnée du parfum naturel de
la femme, sur ses différents degrés, ses

anomalies, ses modifications sous certaines influences et sur l'attrait qu'il a
pour l'homme.

PHYSIOLOGIE

Physiologie de l'odorat.

Le sens de l'olfaction est destiné a nous mettre en rapport avec les objets extérieurs d'où émanent des effluves odorantes. Ces effluves produisent une excitation directe sur l'organe de l'olfaction et donnent ainsi lieu à une sensation toute particulière.

Quoiqu'il ne soit guère possible de définir exactement ce qui constitue réellement un corps odorant et quelle

2

est la nature des impressions qu'il provoque, l'olfaction ne se présente pas moins par un sens bien distinct qu'on ne saurait confondre avec aucune fonction sensorielle.

Piesse admet les odeurs comme des vibrations particulières affectant le système nerveux comme les couleurs affectent l'œil, comme les sons affectent les oreilles.

Reveil pense qu'il se détache des corps odorants des particules matérielles extrêmement tenues, qui viennent se mettre en contact avec l'organe olfactif.

On est d'accord pour reconnaître aujourd'hui que cette dernière théorie est la seule admissible. En effet, la

perte de poids subie par les corps
odorants prouve que ce sont les molécules de ces corps qui se répandent
dans l'espace. Si cette perte peut
passer inaperçue pour le musc et
l'ambre, elle n'en existe pas moins et
il ne faut pas oublier que Valentin a
calculé que nous pouvons encore percevoir l'odeur de deux millionnièmes
de milligrammes de la première de
ces substances. En outre l'expérience
vulgaire nous apprend que des objets
placés dans le voisinage des corps
odorants, s'imprègnent de leur odeur ;
fait aisé à comprendre, si l'on admet
que des particules se dégagent de ces
corps, mais qui demeurerait inexpli-

cable, si l'on admettait l'hypothèse de Piesse.

Quelque théorie que l'on accepte sur le mode d'origine des odeurs, leur production est soumise à diverses influences, dont il convient de tracer un rapide tableau.

D'abord, *la chaleur*. On sait que la flore est surtout odoriférante dans les contrées tropicales, et, qu'au contraire les odeurs animales et végétales sont d'autant plus faibles qu'elles émanent de plantes ou d'animaux vivant dans des contrés plus froides. Certains corps, lorsqu'ils sont échauffés dégagent une odeur spéciale, tandis qu'ils sont inodores à froid.

La lumière a une action non moins

évidente, les fleurs exhalent plus généralement leur parfum pendant que
le soleil brille, ou au moins pendant le
jour, mais il en est, en revanche, qui
ne sont odorantes que la nuit.

L'observation de Reclus prouve
bien la part que prennent à ces ma-
nifestations odorantes les phénomènes
lumineux et empêche qu'on ne les
rapporte à d'autres actions, par
exemple à celle de la chaleur : « J'ai
eu l'occasion, dit Reclus, d'observer
en 1885, au jardin du roi, que les fleurs
du *cacolia septentrionalis*, exposées à
l'action des rayons solaires, exhalaient une odeur aromatique que l'on
pouvait rendre nulle, en interceptant
les rayons solaires, au moyen d'un

2.

chapeau ou de la main, puis faire reparaître, en leur rendant le contact de
la lumière solaire. »

On a aussi constaté que les substances coloriées s'imprégnaient plus
ou moins facilement des odeurs suivant la nature de leur coloration.

L'état *d'humidité* de l'air a une
grande influence sur les odeurs. On
sait en effet que l'atmosphère devient
surtout odorante, quand elle est chargée de vapeur d'eau, par exemple, le
matin, quand les plantes se couvrent
de rosées, mieux encore, quand
il pleut et que la quantité d'eau qui les
couvre n'est pas trop abondante. L'eau
est nécessaire à la divisibilité de
l'huile essentielle formant le principe

de l'odeur, et la vapeur aqueuse sert à sa dissémination dans l'air.

On sait aussi que certaines substances ne contractent de propriétés odorantes qu'à l'état d'humidité. Les sulfures alcalins, la graine de moutarde et les amandes amères, sont dans ce cas. Le principe odorant est alors divisé en molécules assez fines pour être emportés avec l'air jusque dans les fosses nasales.

L'*électricité* agit sur la production ou la disparition de certaines odeurs par l'action chimique qu'elle exerce.

Il est de connaissance vulgaire que l'olfaction a pour siège les fosses nasales, tout individu se bouche le nez pour éviter une odeur qu'il redoute. En effet, si, pendant l'inspiration, l'air, véhicule ordinaire des odeurs, arrive aux poumons par une autre route que celle des narines, il n'y a pas de sensation olfactive. C'est ainsi qu'on peut échapper à une mauvaise odeur en respirant par la bouche.

C'est dans la partie postérieure du nez que réside surtout la fonction olfactive. Les petit poils placés à l'orifice extérieur des narines, servent comme les cartilages du nez à la protection de la membrane pituitaire, en prévenant l'introduction de corps étrangers contenus dans l'atmosphère.

Il ne s'en suit pas que le nez soit absolument nécessaire à l'existence du sens de l'odorat.

En effet, chez ceux qu'une mutilation a privés de cet organe, les corps odorants placés au devant, et non pas au-dessous de l'orifice des narines, font toujours éprouver la sensation olfactive. D'après Diday, le resserrement que l'on fait opérer par les narines, lors de l'action de flairer, est en quelque sorte indispensable à l'olfaction « Car, dit-il, si on aspire un air chargé d'odeur à l'aide d'un tube de verre qui *dilate* la narine, la sensation est presque nulle. C'est essentiellement dans les fosses nasales proprement dites que réside le sens olfactif.

Le mécanisme de l'odorat se résume

en ceci : les particules odorantes contenues dans l'air et emportées avec lui
dans les fosses nasales, sont retenues,
dissoutes ou étendues, par le mucus
qui en lubrifie les parois et impressionnent ainsi les éléments terminaux
des cellules olfactives.

Il est nécessaire que les susbtances
odorantes pénètrent dans les cavités
nasales sous forme de gaz ou de vapeurs, dissoutes dans l'eau, elles perdent le pouvoir d'impressionner l'odorat.

L'expérience de Weber en fournit
la preuve. Cet observateur se remplit
exactement le nez avec de l'eau très
chargée d'Eau de Cologne, il opéra en
se couchant horizontalement et en lais-

sant pendre la tète verticalement en
bas, de façon que l'ouverture des narines était dirigée en haut. Le voile
du palais dépassait alors complètement
les fosses nasales de la cavité buccale
et l'eau introduite par le nez ne trouvait point d'issue pour sortir. Tant que
l'eau séjourna dans la cavité nasale,
Weber ne sentit aucune odeur, tandis
qu'il la percevait parfaitement au moment de l'introduction de l'eau.

On a cru longtemps que les odeurs
pouvaient entrer dans les narines en
raison de leur expansibilité ; c'est une
erreur, car il faut que l'air chargé
d'odeurs soit en mouvement, comme
dans l'acte respiratoire, pour que cette
sensation soit perçue. En vain, nous

nous trouverions dans une atmosphère très odorante, toute sensation objective est abolie quand nous arrêtons la respiration : il faut un courant d'air pour que la sensation ait lieu. Ainsi, quand nous désirons bien apprécier une odeur, sommes-nous instinctivement dans l'habitude de faire plusieurs courtes inspirations, coup sur coup.

Les odeurs peuvent encore être perçues en arrivant avec l'air expiré, d'arrière en avant dans les fosses nasales. Si on prend un flacon d'odeur et qu'après s'être pincé les narines, on approche de la bouche le flacon ouvert, on fait une grande inspiration, puis lâchant les narines et fermant la bouche, on expire par le nez, la sensation

d'odeur sera nettement perçue. Brillat-
Savarin a dit aussi que : « Tant que
le vin est dans la bouche, on est agréablement impressionné ; ce n'est qu'au
moment où l'on cesse d'avaler, qu'on
peut véritablement goûter, apprécier
et découvrir le parfum particulier de
chaque espèce. »

A ce moment, en effet, le vin arrivant au niveau des arrière-narines,
le bouquet s'en révèle et se perçoit
avec toute sa fraîcheur et tout son
charme.

Comment le cerveau est-il impressionné par les odeurs ? On n'a, jusqu'ici, qu'émis des hypothèses, mais
cependant on peut affirmer que l'odorat est desservi par un nerf particulier,

le nerf oljactif, qui se distingue des autres nerfs par son origine, sa situation, sa distribution. Il tire son origine des hémisphères cérébraux par un renflement, le lobe olfactif, qui est très développé chez les animaux inférieurs.

J. Bernstein (1) dit à ce sujet : « Nous soupçonnons que le nerf olfactif ne percevrait pas la moindre odeur agréable, s'il était possible de plonger ses rameaux dans une atmosphère d'eau de Cologne... l'effet des corps odorants consiste plutôt en une modification sur les organes terminaux et c'est par ces organes que les fibres nerveuses qui y aboutissent, sont mises en excitation.

(1) BERNSTEIN. *Les Sens*, Paris, 1876.

Ces appareils terminaux et non les nerfs, possèdent la propriété d'éprouver une impression par les corps odorants et les fibres nerveuses ne sont autre chose que des agents transportant des dépêches qui annoncent au cerveau l'irritation produite. »

La privation de l'odorat ne produit pas, comme celle des autres sens, une impression dépressive sur l'individu ; en effet, l'homme affecté d'anosmie vit dans la société avec la même activité que les personnes dont l'odorat est normal. Néanmoins, chez les individus possédant une intelligence cultivée, la perte de l'olfaction constitue un état pénible ; parce que ceux-là ont l'aptitude voulue pour goûter les jouissances attachées à l'exercice des sens ; c'est même ce qui a fait dire, faussement, du reste, que la finesse de l'odorat et la puissance de l'intelligence se trouvaient souvent réunies, comme aussi, l'air atmosphérique avait par lui une action stimulante sur le cerveau. J.-J. Rousseau n'a-t-il pas nommé l'odorat, *le sens de l'imagination ?* Ces allégations sont du domaine de l'exagération, car il est évident que si l'on trouve des personnes à l'intelligence vive, ayant aussi l'odorat exquis, c'est uniquement parce qu'elles se rendent mieux compte, étant plus intelligentes et qu'elles peuvent mieux détailler et apprécier leurs sensations.

Lorsqu'une sensation agréable quel-

conque atteint un certain degré d'intensité, elle provoque dans les muscles
de tous les organes des sens, des mouvements qui caractérisent la sensation
agréable de chacun de ces sens. La
preuve en est donnée par les excitations génitales qui provoquent certains mouvements de l'œil, et du côté
de la bouche des mouvements attrac-
tifs qui se concentrent particulièrement par le retrait de la langue dans
le baiser et sont rendus plus significa-
tifs encore par la salivation. Du côté
du nez, la dilatation des narines n'est
pas moins intéressante et chez beaucoup d'animaux les oreilles se redres-
sent.

En un mot, les sensations agréables mettent l'organisme dans un état d'excitation générale qui favorise l'expension des sécrétions et détermine le dégagement des odeurs naturelles du corps.

LÉSIONS DE L'OLFACTION

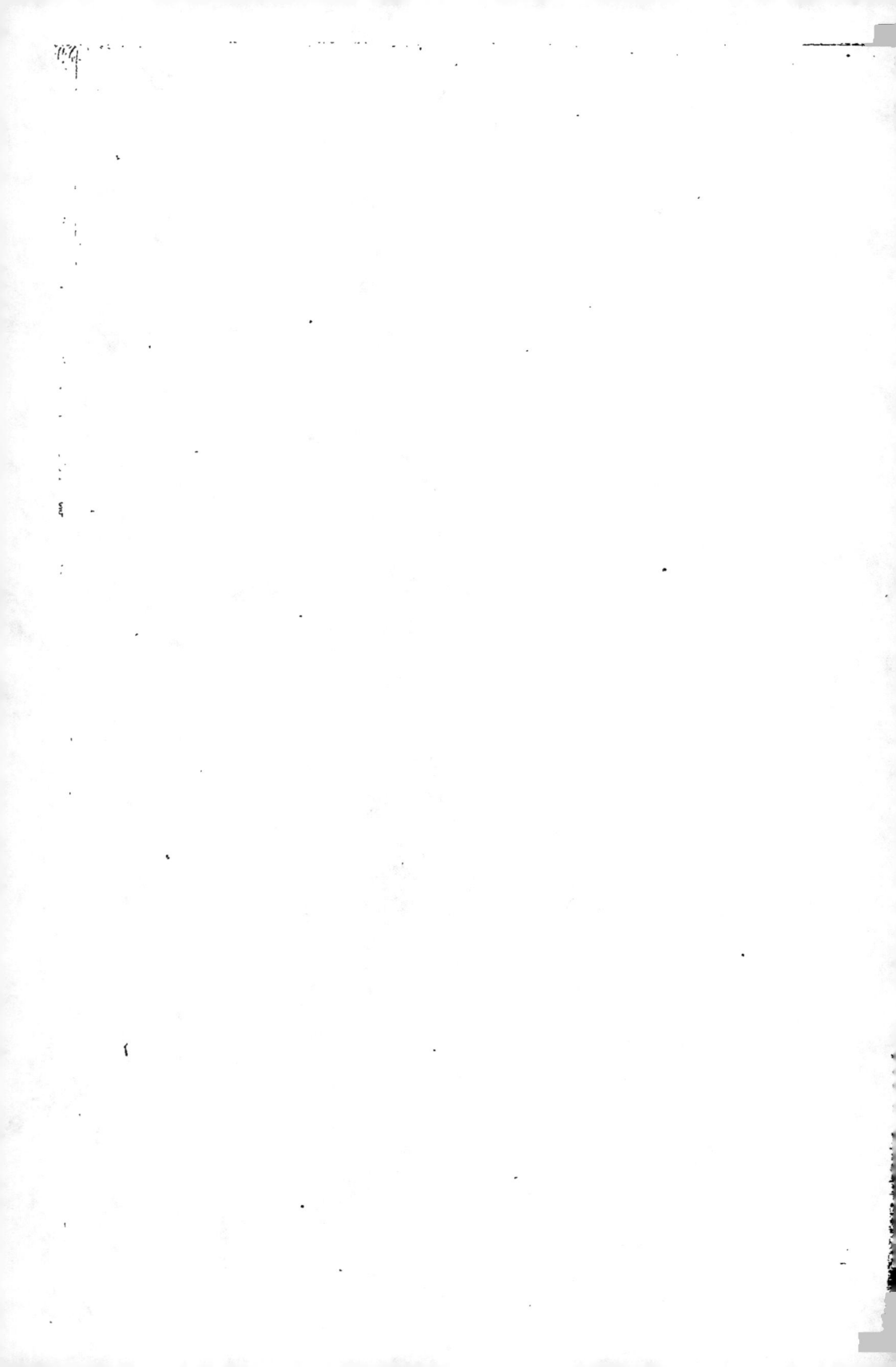

Lésions de l'olfaction.

Outre les altérations physiques qui affligent l'organe de l'odorat, il existe des maladies de la fonction dont nous ne rechercherons les causes que dans les lésions de la sensibilité.

Les fosses nasales, en effet, peuvent être bien conformées et peuvent offrir toutes les conclusions favorables à l'admission et à la rétention de l'air, et, par conséquent en apparence à l'exercice de la sensation ; rien absolument ne pèche dans les organes essentiels de l'olfaction et cependant l'impression des odeurs n'est point perçue, ou se fait sentir d'une manière irrégulière, ou est sentie avec une exaltation extraordinaire.

Ce dernier effet peut être produit par une longue abstinence d'odeurs, mais cette altération de sensibilité, n'est le plus souvent que le symptôme d'une affection morbide du reste de l'économie. C'est ainsi que dans certains états spasmodiques de l'intestin, de l'utérus et des organes génitaux en général, la moindre molécule odorante est perçue par les malades, qui peuvent même sous ce rapport éprou-

ver un véritable délire, être ob-
sédés et poursuivis par des odeurs
qui n'existent que dans leur imagination.

On voit souvent des femmes nerveuses être persuadées que l'air de
leur chambre est imprégnée de musc ou
d'ambre et d'autres parfums, dont l'o-
deur les poursuit. Bailly (1) a observé
que dans un cas de fièvre adynamique
intense, une malade se plaignait sans
cesse d'une odeur de putréfaction, dont
les principes ne se rencontraient réellement point dans l'air qu'elle respi-
rait.

Le sentiment qui suit l'impression
déterminée d'ordinaire par telle ou

(1) *Biblioth.*, *médicale*. T. LVIII.

telle odeur, peut encore être *perverti* et non pas seulement *exalté*. C'est ainsi qu'on observe souvent des anomalies de l'olfaction, chez les femmes chlorotiques, et chez les femmes, aux périodes menstruelles et durant la gestation.

On les voit alors rechercher avec délices les odeurs les plus désagréables, celles de l'assa-fœtida, de la corne brûlée et être incommodées par de suaves émanations, qui communément leur plaisent beaucoup. Elles éprouvent pour les odeurs alors, ce qu'elles ressentent pour les aliments. Peut-être la nature vireuse et sédative des émanations odorantes des corps fétides servent-elles chez ces femmes, de calmant aux nerfs trop agités ; il est du reste à remarquer que l'assa-fœtida, le castoreum, la valériane et quelques autres substances à odeur nauséabondes sont employées, avec succès, pour combattre les affections nerveuses.

L'état opposé de l'espèce d'exaltation dont nous avons parlé en premier lieu et qui consiste dans la diminution, ou même dans la perte absolue de la faculté de percevoir les odeurs, porte le nom d'*anosmie* et constitue un genre spécial de maladie qui est cependant assez rare.

On l'observe, en effet, dans bien moins d'individus que l'amourose et la surdité qui sont, pour l'œil et pour l'oreille, ce qu'elle est pour le nez.

Les deux affections nerveuses que nous citons, dépendent souvent du progrès de l'âge, il n'en est pas de même de l'anosmie ; les vieillards déjà sourds et aveugles depuis long-temps, jouissent encore de la faculté de juger les odeurs.

Si l'abstinence des odeurs exalte la sensibilité olfactive, leurs abus émous-sent d'une façon remarquable, l'usent, le détériorent. Les parfumeurs devien-nent très peu sensibles aux odeurs dans l'atmosphère desquelles il sont habi-tuellement plongés. On en peut dire autant des pharmaciens et droguistes, on pourrait encore citer les égoutiers et les vidangeurs. Mais cette anosmie n'est que partielle et relative, elle n'est que temporaire : une fois que sa cause productrice est éloignée, elle disparaît bientôt.

L'anosmie peut 'être aussi symptomatique d'une affection locale ou générale. Elle accompagne, par exemple, l'inflammation de la membrane pituitaire, à cause d'abord de la sécheresse de cette membrane au début de la maladie et en raison de la trop grande abondance des mucosités nasales durant le reste de son cours. Le nez est alors insensible aux odeurs, comme la langue aride et desséchée, ou couverte d'une couche saburrale trop épaisse, se refuse à l'impression des saveurs. On remarque également qu'elle se montre avec les polypes, l'ozène, les ulcérations syphilitiques et autres. Elle se trouve également liée aux affections cérébrales, à l'hystérie et autres névroses, sans pour cela exister au même degré pour toutes les odeurs, comme dans certains cas d'hystérie, quelques femmes insensibles aux émanations de l'ammoniaque, sont affectées très vivement par celles de plumes brûlées.

Il est d'autres espèces d'anosmie symptomatiques. Celles provenant des lésions du nerf olfactif ou des parties avoisinantes du cerveau. La perte de l'odorat est une conséquence nécessaire de l'absence des nerfs olfactifs ou de tout autre vice d'organisation

L'anosmie constitutionnelle est une

névrose incurable, celle qui est symptomatique disparaît avec la maladie
dont elle dépend.

LE NEZ

Le Nez

Le nez, cette éminence pyramidale, placée au centre du visage, varie beaucoup quant à la forme, soit que ces variétés tiennent à son ensemble, indépendamment de sa proportion par lesquelles il est grand ou petit, ou a quelques-unes de ses parties seulement; on peut rapporter celles de la première espèce à trois classes différentes :

1° Le nez *aquilin*, qui est allongé,

un peu pointu et incliné en bas, c'est la sorte de nez que nous trouvons le plus communément dans la race humaine caucasique.

2° Le nez *camard* ou *camus*, ou encore le *nez épaté*, qui est fort écrasé vers sa racine et large à sa base et à ses ouvertures tournées plus ou moins en avant, c'est celui qu'on a observé chez les individus de la race nègre, chez ceux des régions hyperboréennes et enfin chez certains peuples tartares. Ce nez ne constitue pas cependant un signe de laideur ; si l'on en croit l'histoire, la femme du grand Kham Startach passait pour la beauté la plus remarquable de la Tartarie.

Lorsque Saint Louis envoya Rubu-

quis à la cour de ce prince qu'il voulait
convertir à la religion chrétienne :
« Chez cette beauté, disait-on, le visage est si plat que d'un œil à l'autre, il
y a l'espace de cinq ou six doigts et le
peu qu'elle a de nez est tellement déprimé qu'on n'y voit que deux trous au
lieu de narines. »

3° Le nez *retroussé*, dans lequel le
lobe se relève est plus ou moins
pointu.

On le retrouve assez fréquemment
en Europe, mais il appartient aux races
malaises et mongoliques.

« Au reste, dit Buffon, la forme du
nez et sa position plus avancée que
celles de toutes les autres parties de la
face, sont particulières à l'espèce hu-

maine, car la plupart des animaux ont des narines ou naseaux, avec la cloison qui les sépare, mais dans aucun le nez ne fait un trait élevé et avancé. Les nègres même, n'ont pour ainsi dire que des narines, ou du moins leur nez, qui est posé comme celui du blanc, est si plat et si court qu'on ne doit pas le regarder comme une partie semblable. »

Chez l'homme ce n'est pas seulement dans la forme générale que le nez offre des variétés; on en rencontre dans chacune des parties qui le composent ; ainsi les ouvertures des narines qui ne sont quelquefois qu'une fente étroite, sont souvent d'une longueur considérable. Dans ce deuxième cas, elles font appeler le nez *évasé*. La direction de ces ouvertures n'est pas moins variable ; quelquefois parfaitement horizontales, elles affectent aussi dans quelques personnes une obliquité plus ou moins grande. Leur degré d'inclinaison influe beaucoup sur la beauté, ou sur la laideur du nez.

La base de cet organe, qui est ordinairement horizontale, peut devenir oblique en avant et en haut, elle peut aussi s'incliner en bas ; quelquefois le lobe est très pointu, ce qui, joint à l'étroitesse des narines, constitue le nez *effilé*, et, dans d'autres cas, il présente dans son milieu une rainure sensible. Ordinairement encore, les ailes de la cloison du nez sont au même niveau, mais il arrive que chez quelques individus l'aile est plus élevée et la cloison plus basse, en sorte qu'on voit paraître celle-ci, qui se distingue très bien par sa couleur rouge. Rarement la cloison est plus élevée que les ailes.

La partie moyenne du nez varie beaucoup mais souvent sous les rapports de la direction et de la largeur. La direction la plus régulière est celle où la ligne saillante qui forme le dos du nez se porte sans subir aucune inflexion depuis le front jusqu'au lobe, mais bien souvent une double saillie plus ou moins prononcée interrompt cette rectitude qui ne présente que fort rarement une dépression unique.

La partie supérieure du nez est la moins variable, en raison de sa structure osseuse, elle peut cependant offrir plus ou moins de largeur et forme, avec l'os coronal, un angle plus ou moins rentrant, ou se continue dans la même direction, ce qui dépend le plus ordinairement de la saillie plus ou moins prononcée que fait la bosse nasale.

Le nez est la partie la plus avancée comme la plus apparente du visage ; mais comme elle n'a que très peu de mobilité et qu'il n'en prend ordinairement que dans les plus fortes passions, il concourt beaucoup plus à la beauté qu'à la physionomie ; et à moins qu'il ne soit fort disproportionné ou très difforme, on ne le remarque pas autant que les autres parties qui ont des mouvements, comme la bouche et les yeux. Cependant, il est le trait le plus saillant du visage ; par sa forme élancée il en fait le caractère le plus distinctif; il est le point fixe autour duquel s'assemblent et se composent toutes les autres parties de la face ; il en est en quelque sorte le régulateur, l'organe le plus en évidence et pour ainsi dire le promontoire.

Dans presque tous les temps, les peintres et les sculpteurs ont fixé au nez des proportions déterminées, d'où il ne peut s'écarter, sans s'éloigner plus ou moins de son type de beauté. On sait, dit Bichat, que l'idée de la

beauté ou de la laideur, ne se sépare
point de l'image que nous nous faisons
du nez ; tandis que cet organe est
étranger à l'idée d'une figure spiri-
tuelle, vive, enjouée ; idée que nous
raillons surtout à l'œil, si le nez n'a
point de justes proportions ; ne cher-
chez point ailleurs ce qui nous fait
trouver un visage commun et igno-
ble (1).

Au reste, ici, comme dans une
foule d'autres choses, tout est relatif
à la manière de concevoir le beau ou
le laid. Le prix que certains peuples
mettent aux nez aquilins n'est qu'une
sorte de convention dans le goût; aussi

(1) BICHAT. *Anat. descrip.*, t. 2.

4.

plusieurs nations recherchent-elles la forme épatée.

Nous voyons la plupart des peuples de l'antiquité faire le plus grand cas de la beauté du nez. Platon et Plutarque assurent que les Perses trouvaient dans un nez bien conformé le signe des qualités les plus convenables à un souverain et que Cyrus, leur premier roi, avait un nez aquilin. Aussi chez eux, au rapport du premier de ces auteurs, les eunuques chargés de l'éducation des princes s'occupaient avec soin de façonner leur nez d'une manière élégante.

Chez les Hébreux, le lévitique (1) excluait du sacerdoce ceux qui avaient

(1) Chap, 21. V. 18.

le nez mal fait : « Ne sont pas admis au sacerdoce ceux dont le nez est petit, ou trop grand, ou tordu. »

Chez les Egyptiens, on coupait le nez à la femme adultère pour enlaidir à jamais celle qui avait employé sa beauté à débaucher.

A Rome, c'était la vengeance du mari envers celui qu'il surprenait avec sa femme.

En Angleterre, la reine Elisabeth fit ordonner qu'on tranchât le nez à quiconque parlerait d'elle ou de son gouvernement d'une façon injurieuse.

Eusébie, abbesse du monastère Saint-Cyr, à Marseille, et les filles du du monastère de Sainte-Claire, à la Ville-d'Acre, pour conserver leur pudeur et faire cesser les poursuites criminelles, employèrent ce moyen (1).

Les poètes latins ont toujours parlé de cette espèce de mutilation avec une sorte de sentiment d'horreur ; et des défauts du nez avec un véritable mépris.

Le casuiste Sanchez décide hardiment que la laideur produite par l'ablation du nez doit être une cause capable de faire casser le mariage (2).

Le nez sert peu à l'expression des mouvements qui agitent l'âme instantanément, cependant il se fronce quand on éprouve un sentiment d'hor-

(1) *Histoire ecclésiast.*, t. XVIII.
(2) P. SANCHEZ. *De Matrimonio* : LI. Disp. 57. N' 1.

reur ou une vive répugnance, ses ailes s'élèvent, comme la lèvre supérieure dans le mépris ; il se resserre et s'amincit dans la crainte et dans l'étonnement, et il semble s'allonger dans la déception.

Les Hébreux plaçaient communément encore la colère dans le nez et nous semblons exprimer une idée analogue, quand nous disons que *la moutarde monte au nez*. Mais si cet organe n'est que rarement mis en jeu pendant l'exercice des passions de l'âme, on a cru du moins qu'il pouvait jusqu'à un certain point indiquer son état habituel. De tous temps on a tiré de la forme du nez des indications que l'expérience a confirmées le plus souvent.

Les nez sont, en effet, aussi diversifiés que les caractères, dans l'expression de la manifestation desquels Lavater leur fait jouer un très grand rôle. On a cité un grand nombre d'hommes illustres et de guerriers intrépides, chez lesquels on avait observé un nez aquilin et renflé. Alexandre le Grand et Antiochus sont cités par Plutarque. Suetone dit de même de Sergius Gallia et Zonora, de Constantin le Grand. Puis viennent Ismaël, Sophi de Perse, Mohamed II. Sélim fils de Déjazet, Soliman fils de Sélim, le Grand Condé, Louis XlV etc. D'un autre côté on connaît les proverbes

accumulés sur les gros nez et les jugements qu'on porte sur ceux qui en
sont pourvus ; ils sont dit-on, fins,
rusés et spirituels. Un nez recourbé
trop fortement indique un esprit hardi
et entreprenant, mais avec moyens
reprouvés. Un nez épaté et écrasé
passe pour appartenir à un luxurieux.

Les deux organes du goût et de
l'odorat, occupent la plus grande partie de la face ; plus ces deux sens sont
développés, plus par conséquent celle-
ci augmente de volume, et cela aux
dépens du crâne qui est d'autant plus
considérable par rapport à la face,
que le cerveau est plus grand.

Il est également d'observation qu'an-
térieurement la face n'a point une di-

rection verticale, elle est sensiblement inclinée en avant ; il est clair que plus le crâne augmente de volume, moins cette inclinaison doit être marquée ; que plus au contraire le goût et l'odorat ont de grandes cavités pour loger leurs organes, plus il doit y avoir d'obliquité.

Or, comme la nature de certains individus dépend en grande partie de l'énergie relative de chacune de ces fonctions, et que les sens dont il s'agit sont ceux des appétits brutaux, comme le cerveau est au contraire le siège des facultés intellectuelles, il en résulte que la forme de la tête et les proportions des deux parties qui la composent, peuvent être un indice de la manière d'être sous ce rapport. Nous voyons en effet que les animaux qui ont le museau le plus allongé, dans lesquels le développement des cavités nasales et buccales est le plus considérable, semblent être pour tout le monde le type de la sottise : telles sont les grues et les bécasses ; tandis qu'on attribue un haut degré d'intelligence à ceux qui ont un front très prononcé, comme l'éléphant et comme la chouette que les Grecs avaient donné pour compagne à la déesse de la sagesse.

PROPRIÉTÉS DES ODEURS

Propriétés des Odeurs.

On a cherché à classer les odeurs
d'après la sensation plus ou moins
agréable, ou plus ou moins désagréable qu'elles produisent, la chose nous
semble inadmissible, car nous voyons
tous les jours une odeur plaire aux uns
et déplaire aux autres. Ainsi une odeur
qui semblera de mauvaise nature ne
sera pas pour cela détestée. Ne savons-
nous pas que les anciens employaient

l'assa-fœtida comme assaisonnement et que nous nommons *stercus diaboli*, cette gomme résine que les asiatiques appellent *le manger des dieux* ? L'odeur de l'huile de baleine est recherchée des Esquimaux qui avalent ce liquide avec le même plaisir que nous buvons le vin le plus exquis. L'odeur des racines de valériane nous semble en général fort désagréable, cependant les Indous estiment beaucoup ce parfum, célèbre autrefois, sous le nom de *nard indique* (1).

Salmuth cite l'exemple d'une jeune fille qui trouvait le plus grand plaisir à respirer l'odeur des vieux livres.

(1) DE CANDOLLE. *Propriété méd. des plantes.* 1816.

Un jurisconsulte retirait de celle du fumier une sensation des plus douces et une autre personne recherchait ardemment celle du bouc (1).

Il ne serait pas difficile de rassembler de pareils exemples en quantité, mais un des plus remarquables est celui d'une dame, dont parle Ledel qui ne pouvait supporter, sans tomber en syncope, l'odeur des roses rouges, tandis que souvent elle plaçait des roses blanches dans sa chevelure (2). Le médecin romain Zacchias ne pouvait pas au contraire souffrir l'odeur des roses blanches. Souvent, d'ailleurs

(1) Ephémeride des curieux de la nature. *Ann.*, 3 Dec 3.
(2) *Ibid.*

des odeurs désagréables par elles-
mêmes, comme celle de l'ail, des choux
fermentés, du fromage, cessent de l'être
quand elles se trouvent dans des aliments qui plaisent. Ce phénomène
tient à ce que les déterminations intellectuelles agissent fréquemment dans
la fonction des sens.

Quant aux effets que produisent les
odeurs sur l'économie animale, ils sont
extrêmement nombreux. Tantôt elles
excitent l'éternuement ou les larmes,
tantôt elles produisent la joie ou la
gaîté; quelquefois elles déterminent le
sommeil, d'autrefois elles maintien-
nent et prolongent l'état de veille.

Leur action sur le système nerveux

se manifeste aussi par plusieurs autres
effets que celui de la sensation.

On voit très souvent dans le monde
des femmes ou des hommes efféminés
qui s'imaginent que les odeurs leurs
sont nuisibles, c'est ainsi que Thomas
Castellani rapporte qu'une dame qui
ne pouvait, disait-elle, souffrir l'odeur
des roses, se trouva mal en recevant
la visite d'une de ses amies qui en avait
une sur elle, or, cette fatale rose n'é-
tait qu'artificielle.

Il existe un grand nombre de fleurs
odorantes dont les émanations portent
sur les nerfs une véritable irritation et
telles que, si les particules du parfum
se trouvent concentrées dans un très
petit espace, il en résulte des accidents

assez graves ; c'est pourquoi il est si dangereux de laisser, durant la nuit, dans les chambres à coucher, des vases de fleurs.

Triller a vu une jeune fille périr par l'effet de fleurs de violettes qu'elle avait gardé dans sa chambre. Les fleurs du laurier-rose sont particulièrement très dangereuses ; un officier en garnison à Milliana avait garni son alcôve de branches de lauriers chargées de fleurs, on le trouva mort le lendemain matin. Celle de la lobélie causent des suffocations ; on a vu également les fleurs de plusieurs magnoliers avoir une action très prononcée sur le système nerveux. Celles des fleurs du magnolia tripetala, par exemple, occasionnent souvent des nausées, et celle des roses du magnolia glauca, selon le docteur Burton, sont assez stimulantes pour aggraver le paroxysme d'un accès de fièvre et la douleur d'une attaque de goutte (1), Scaliger dit qu'une de ses parentes, tombait en syncope à la vue d'un lys et pensait qu'elle succomberait bientôt si elle s'obstinait à en sentir l'odeur. On a vu des personnes être asphyxiées par les émanations du safran (2) et dans les contrées où on en récolte en abondance, il arrive souvent que les animaux, qui sont chargés de le transporter, tombent engourdis.

(1) DE CANDOLLE. œuvres, 1816.
(2· BORELLI. Observ. médic. physiol.

Schneider a connu une femme qui aimant les odeurs fortes, se trouvait mal en respirant celle des fleurs de l'oranger. Une demoiselle perdait la voix lorsqu'on lui mettait sous le nez un bouquet de fleurs odorantes (1). Hanneman (2) parle d'un habitant de Copenhague qui, dès sa jeunesse, éprouvait des coliques lorsqu'il flairait des citrons et d'un de ses parents que l'odeur des pommes faisait tomber en syncope. Dans le même recueil, on lit l'observation de Reusner sur une jeune fille que l'odeur de la menthe faisait trouver mal et celle de Lendel sur une

(1) MARIGUES. *Journal de physique*, 1780.
(2) *Ephèmérides des curieux de la nature*, ann. I, déc. 2.

marchande à qui l'odeur des roses cau-
sait une ophtalmie.

L'odeur de l'anis incommodait singulièrement Voltaire, à cause du puis-
sant effet carminatif qu'il en éprouvait. L'odeur de la cannelle détermine
des maux de cœur chez beaucoup de
personnes. Le professeur Orfila a parlé
d'une dame qui ne pouvait se trouver
dans aucun lieu où l'on préparait une
décoction de graine de lin, sans éprouver quelques instants après une tumé-
faction considérable de la face, suivie
d'un violent mal de tête. La vue et
l'odeur d'une carotte amenaient des
symptômes hystériques chez une none.
Un père quêteur au nez caverneux,
intrépide priseur qui aurait épuisé la

plus profonde tabatière sans sourciller, était atteint d'éternuements convulsifs chaque fois qu'il marchait sur des euphorbes.

Les fleurs dont les émanations sont nuisibles sont principalement douées d'une odeur suave et comme nauséeuse, tels sont les lys, les narcisses, les tubéreuses, les violettes, les roses, le sureau, tandis que celles qui répandent une odeur aromatique, comme la sauge, le thym, le romarin, etc., semblent propres à ramener l'énergie vitale.

On doit regarder les émanations odorantes comme entièrement indépendantes de la formation du gaz acide carbonique les fleurs, ainsi que toutes

les autres parties vivantes des végétaux laissent exhaler en abondance,
la rapidité seule avec laquelle ces émanations agissent sur certains individus en est une preuve évidente. On ne
doit donc pas considérer les odeurs
agréables des fleurs comme un poison
absolu, c'est-à-dire comme coupables
d'empoisonner tous les individus placés dans toutes les circonstances pos-
sibles ; elles constituent plutôt un poison relatif dont les effets dépendent
de la plus ou moins grande suscepti-
bilité nerveuse.

Les feuilles ne sont point encore nuisibles à la manière des autres parties
odorantes des végétaux. Une très
grande quantité de feuilles parfumées,

comme celles de la verveine citronnée, par exemple, ne produisent pas les mêmes effets que les fleurs.

Les fleurs n'ont point seules, parmi les parfums, des inconvénients pour la santé des personnes qui vivent dans leur atmosphère. Hyghmoor dit avoir connu un homme de plus de 60 ans, auquel la plus légère odeur de musc et d'ambre donnait de violents maux de tête, qui n'étaient guéris que par un saignement de nez. Bayle cite un homme fort et robuste à qui l'odeur du café donnait des nausées.

Mais les odeurs agréables sont loin de produire constamment des effets aussi funestes, elles sont au contraire souvent salubres, bien plus, elles procurent presque toujours des sensations voluptueuses et augmentent celles que l'on éprouve déjà.

Elles produisent encore des effets remarquables sur les facultés de l'entendement, elles semblent changer la nature des idées, vivifier la pensée. Qui n'a plus d'une fois, comme J.-J. Rousseau, éprouvé un bien-être universel, une sorte de satisfaction physique et morale, en respirant l'air de la campagne chargé de l'émanation des fleurs ? Qui, plus d'une fois aussi, lorsque le printemps exerce sa douce influence au milieu de l'atmosphère embaumée des bois, et au moment où les fleurs laissent leur parfum s'exhaler de leur sein, ne s'est pas plu à se rappeler, au milieu d'une heureuse et mélancolique contemplation, l'image d'un ami chéri qui n'existe plus, à se remémorer les faits glorieux du temps passé, ou à former pour l'avenir des projets de bonheur que l'ambition n'empoisonnait point de ses déterminations mensongères ?

Plusieurs odeurs ont cette faculté précieuse d'enivrer l'intelligence, ou de déterminer une légère extase aussi bien que d'exciter les émotions de l'amour.

Mettons donc le parfum au rang des causes de nos plaisirs. Tout ce qui agit mollement sur nos organes, tout ce qui les remue délicatement est dans ce cas, et par conséquent toutes les sensations sont des sources de plaisirs tant qu'elles sont douces et naturelles et voilà pourquoi,tandis qu'une odeur trop forte en ébranlant violemment,en agitant vivement ces mêmes organes, produit la douleur ou le contraire du plaisir, nous sommes flattés et souvent remués délicieusement par un parfum délicat. Pour nous, chaque parfum a son attrait, comme chaque saveur à sa volupté.

On peut même mettre à profit dans quelques cas d'affections morbides, cette faculté qu'ont les odeurs sur le système nerveux.

Criton,médecin plusancien que Galien,avait placé les parfums au nombre des médicaments et enfaisait ungrand

usage pour exciter ou apaiser les facultés nerveuses engourdies ou irritées.
Wecker regarde la fumée de l'ambre
comme propre à prévenir les accès
d'épilepsie et Sylvaticus, conseille de
la faire parvenir dans la vulve lors de
la *suffocation* de la matrice.

Le père de la médecine avait déjà
proposé avant lui et dans les mêmes
circonstances, de diriger dans le vagin
à l'aide d'un entonnoir, la vapeur de
la canelle ou de la myrrhe, du cassie
et d'autres plantes aromatiques, moyen
qu'il croyait propre également à dé-
montrer la cause de la stérilité (1).

Le même Hippocrate voulait encore
que dans l'hystérie, on fît brûler sous

(1) HIPPOCRATE, *Aphorisme*, liv. IIX, section 5.

le nez, des substances fétides, comme
le castoreum, ou de la laine, des plumes d'oiseaux, tandis que simultané-
ment on enduisait la vulve avec des
huiles parfumées (1). Certains auteurs
ont recommandé l'introduction dans
la vulve des vapeurs de pétrole versé
sur une pierre chauffée (2).

Les fumigations odorantes ont été
employées de temps immémorial, avant
même que la médecine se les appro-
priât. Nous lisons dans les textes sacrés que la fumée qui s'exhale du foie
d'un poisson placé sur les charbons
ardents servit au jeune Tobie, d'après

(1) HIPPOCRATE, *maladies de la femme*, liv. I.
(2) ETTMULER, œuvres, Lyon, 1590, pages 462.

le conseil de l'ange Raphaël, à chasser de la maison de Raguel, l'esprit malin qui avait étouffé les sept maris de sa fille Sahra. Par suite, ce moyen a été étendu aux sortilèges.

On regardait assez généralement encore, comme salutaires, les émanations odorantes qui s'échappent du corps des animaux jeunes et vigoureux. On a souvent employé, comme remède, l'air des étables qui renferment des vaches ou des chevaux tenus proprement ; c'était surtout, pour les vieillards languissants ou pour les malades épuisés par les plaisirs de l'amour, qu'il paraissait avantageux de vivre dans une atmosphère remplie de ces émanations restaurantes. C'est pour ces raisons que les anciens s'imaginaient réveiller plus ou moins les fonctions éteintes par une action réflexe des perceptions odorantes émanant des corps jeunes et vigoureux.

Pour réchauffer le prophète-roi affaibli par de longs travaux et par son grand âge, ses serviteurs placèrent auprès de lui la jeune et belle sulamite Abisay (1).

Cappivacio conserva l'héritier d'une grande maison d'Italie, tombée dans le marasme, en le faisant coucher entre deux jeunes et fortes filles.

Fiorestus rapporte qu'un jeune Bolonais fut retiré du même état en pas-

(1) *Livre des Rois*, liv, 3, c, 1.

sant les jours et les nuits auprès d'une nonne de 20 ans et Borhaeve disait à ses disciples avoir vu un prince allemand guérir de la même manière.

De nos jours, l'action des odeurs et des parfums sur le système génital a reçu des applications en médecine ; une médication de l'impuissance, par exemple, repose sur l'emploi des subtances odorantes.

M. Descourtilz (1) a émis les propositions suivantes :

1° Dans le cas d'aphrodisie, aux agents qui doivent plus particulièrement influencer le moral et éveiller l'imagination, il convient de joindre

(1) DESCOURTILZ. *De l'Aphrodisie*, 1812.

ceux dont l'efficacité s'exerce et se fait
sentir sur le physique même. Ainsi,
les bains froids de quelques minutes
et après eux des frictions, surtout
celles faites avec des substances odorantes, les aliments analeptiques rendus excitants par l'addition de quelques condiments ou assaisonnements
aromatiques, l'usage de quelques cor-
diaux choisis principalement dans la
classe des spiritueux et administrés
avec ménagement, les végétaux aromatiques et résineux, les fruits parfu-
més seront employés avec avantage.

2° Parmi les médicaments aphrodisiaques, on range les stomachiques,
les aromates, les gommes odorantes,
les bromures, les résines, les huiles

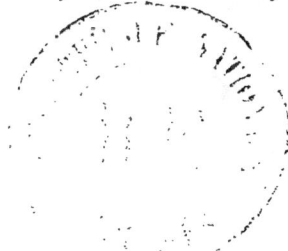

6

essentielles et volatiles, les savons,
les sels volatils, les parfums, le musc,
le phosphore, l'opium uni aux aromates, etc.

3° Nous voyons que, parmi toutes
les substances réputées aphrodisiaques, on place toujours au premier
rang celles qui sont pourvues d'une
grande quantité de principes odorants
et aromatiques et il semble rationnel de
chercher la cause de leur influence
dans l'étroite et puissante sympathie
qui unit entre eux les organes généra-
teurs et le sens de l'odorat.

4° Quelques auteurs ont prodigué
de grands éloges au musc et Weichard

dit avoir éveillé par le moyen de cette substance les organes génitaux d'un homme presque octogénaire.

LE PARFUM AUTREFOIS

Le parfum autrefois.

Les anciens, grands amateurs de
tous les genres de jouissances, et met-
tant en pratique cette maxime si vraie
d'une femme célèbre que *la sensation
est nécessaire à l'âme, comme l'exercice l'est au corps,* recherchaient les
odeurs agréables avec un empresse-
ment tout particulier.

Les parfums disposaient les dieux
à écouter les vœux qu'on leur adres-

sait, dans les temples où l'encens brû-
lait sans cesse. Dès la plus haute antiquité, c'était une des parties princi-
pales du culte (1), c'était devant les
autels où brillait le feu sacré que les
disciples du grand Zoroastre faisaient
leurs prières. Moïse, dans l'Exode,
donne la composition de deux parfums
sacrés. Les anciens Grecs, aussi passionnés pour la gloire que pour le
plaisir, disposés aux émotions douces
par les mœurs et par le climat sous
lequel ils vivaient, étaient prodigieuse-
ment sensibles aux charmes des
odeurs ; ils regardaient les parfums
non seulement comme un hommage

(1) PASTORET. *Confucius, Zoorastre, Mahomet*,
liv. 1.

que l'on devait aux dieux, mais encore comme un signe de leur présence. Les dieux, en effet, dans l'ingénieuse théologie des poètes, ne se manifestaient jamais sans annoncer leur apparition par une odeur d'ambroisie.

Dans son idylle sur l'enlèvement d'Europe, Moschus dit, en parlant de Jupiter, transformé en taureau, que l'odeur divine qu'il exhalait, l'emportait sur les plus doux parfums de fleurs ; et enfin cette Médée, si savante dans l'art des sacrifices, n'offrait jamais aux vents, dit Appollonius de Rhodes, que des aromates et de suaves parfums. Ces substances servaient en outre à déguiser l'odeur du sang des victimes immolées dans les temples.

Les boîtes dans lesquelles on ren-
fermait les onguents étaient ordinairement d'albâtre, élégamment ornées.
Parfois elles étaient en onyx. On ne
se contentait pas de se couronner de
roses, pendant les repas, ni même de
mettre les habits dans des coffres par-
fumés, mais les mets et les vins eux-
mêmes étaient préparés de telle sorte
qu'ils exhalaient de suaves odeurs; on
avait ainsi du vin à la rose, à la violette, etc. Dans les salles de festin, des
cassolettes dégageaient dans l'air de
subtiles émanations. De plus, les con-
vives s'imbibaient d'essences. « Chaque
partie du corps avait son parfum particulier, la menthe était recommandée
pour le bras, l'huile de palmier pour

les joues et la poitrine ; dans les sour-
cils, dans les cheveux, on mettait une
pommade faite avec de la marjolaine ;
pour les genoux et le cou, on em-
ployait l'essence de lierre terrestre ;
cette dernière était réputée utile dans les
orgies, comme aussi l'essence de rose ;
le coing fournissait une essence utile
dans la dyspepsie ; le parfum extrait
des feuilles de vigne entretenait la
lucidité d'esprit et celui des violettes
blanches était favorable à la diges-
tion (1). »

On faisait plus encore, le poète
Alexis (2) dit que « pour se parfumer

(1) PIESSE. *Des odeurs et des parfums.*
(2) ALEXIS. COLON. *Poésies du* IVe *siècle ar.*
J. C.

il ne trempait pas ses doigts dans l'albâtre, coutume ordinaire du temps passé, mais il lâchait quatre colombes toutes imprégnées d'essence, non d'une seule espèce. Chacune portant un parfum particulier et différent des autres, elles planaient au-dessus de nous, et de leurs ailes humides, faisaient pleuvoir leurs parfums sur nos robes et nos vêtements ; moi aussi, ne soyez pas trop jaloux, j'ai été arrosé d'essence de violettes. »

L'usage des odeurs est également établi dans nos églises, et autrefois il y était même plus en vigueur qu'aujourd'hui. Les anciens historiens de la monarchie française nous apprennent qu'au baptême de Clovis, on

brûla des cierges odorants, Charle-
magne aimait, après ses victoires à se
reposer dans son palais où l'on brû-
lait de précieuses résines.

Nos religieux ancêtres, malgré leur
scrupule, avaient adopté les coutumes
païennes, on ne trouvait point chez eux
de cérémonies, de fêtes et de noces
où l'on ne se coiffât de *chapels* de
fleurs, où l'on ne brulât quelques gais
parfums. Chez les hauts seigneurs du
moyen âge, c'était avec de l'eau de
roses qu'on se lavait les mains et la
bouche après le repas, les plus riches
mettaient de l'amour-propre à avoir
des fontaines jaillissantes d'eau de

(1) Mathieu de Coucy. *Histoire de Charles VII*,
1453,

7

senteur pour embaumer les salles de festin.

Dans un repas splendide donné par Philippe le Bon duc de Bourgogne, on voyait une statue d'enfant qui pissait de l'eau de roses.

On cite également une fête somptueuse que donna la ville de Marseille au duc de Provence, un superbe jet d'eau de fleur d'oranger joua pendant 6 heures que dura le dîner.

Sous le règne de Louis XV, les dames qui fréquentaient la cour adoptaient chaque jour un parfum, de telle sorte que les salles du palais étaient un jour embaumées de nard indien ou de tubéreuse, le lendemain d'ambre et de musc et les jours suivants d'autres

parfums. La variété de ces douces
odeurs, l'art qu'on mettait à les dis-
penser sur les vêtements, de manière
à ne point choquer l'odorat le plus im-
pressionnable, valurent à cette cour,
de l'aveu même des étrangers, le nom
de cour parfumée.

Il faut rappeler que chez les anciens
qui ne nous ont rien laissé faire qu'à
les suivre dans presque tous les genres,
le luxe des parfums était poussé si
loin, qu'une loi du sage Solon en dé-
fendait l'usage aux Athéniens et qu'à
Rome, sous le consulat Lucianus Cras-
sus il parut une ordonnance qui empê-
chait la vente des parfums étrangers.
Alors en effet, par leur réputation
dans l'art de fabriquer des parfums,

les Lydiens, les Ephésiens, les Rho-
diens, les Phéniciens, les Egyptiens,
mettaient à contribution les diverses
provinces de l'empire romain, tandis
que, comme marchands d'aromates,
les Juifs exploitaient la Syrie et tout
l'Orient.

Non seulement les cheveux, comme
le prouvent dans une foule de passages
les poètes et les auteurs du temps :
Juvénal, Sénèque, Cicéron, Ovide,
Perse, Horace, Martial, Pétrone, etc.,
non seulement le nez et les mains
étaient imbus de parfums, mais encore les pieds ; on n'en mettait pas
seulement aux habits, aux lits, aux
murs, aux enseignes militaires, on en

plaçait même dans les vases de nuits (1),
et le parfum destiné à telle partie avait
un nom différent de celui qui devait
être appliqué sur telle autre, nom qui,
au reste, était pour la plupart du
temps d'origine phénicienne. Ces parfums avaient différentes formes, les
uns étaient secs et pulvérulents, et
portaient spécialement le nom de
Diaposmata, d'autres avaient une
consistance molle, d'autres encore
étaient liquides, mais comme on faisait de ces parfums un grand abus et
que les femmes débauchées et les
hommes que l'on appelait efféminés en
opéraient une grande consommation,
les sages du temps se plaignaient d'un

(1) CLÉMENT D'ALEXANDRIE. *Pédag.*, liv. II.

pareil luxe, et, pour les onctions hygiéniques, préféraient la simple huile d'olive.

L'amour des parfums a semblé souvent s'étendre au-delà de la vie. Les Egyptiens en étaient pour ainsi dire enveloppés en descendant dans la tombe. Cet usage n'avait pas seulement lieu chez les peuples qui, comme les Egyptiens, abandonnaient à la terre la dépouille mortelle de leurs compatriotes ; on la retrouve encore chez ceux qui brûlaient les corps des morts. Dans Homère, on voit la déesse de la beauté elle-même, veiller nuit et jour près des restes d'Hector et verser sur eux un baume précieux et divin. A Parme même la profusion des par-

fums devint si excessive dans la célé-
bration des funérailles que l'usage en
fut défendu par la loi des douze tables
et que Pline se plaint de ce que Néron
en consomma lors de la mort de
Popée, plus que l'Arabie n'en put
fournir en une année entière.

Dans les premiers temps de la monarchie française, l'usage était de porter les morts la face découverte, jusqu'au lieu de la sépulture et on plaçait
sur le cercueil des cassolettes pleines
de parfums qui exhalaient leurs vapeurs à l'aide du feu.

Les flots d'eau de roses jouent toujours le grand rôle dans tous les contes
orientaux. La rose célébrée par les
poètes pour son parfum non moins que

pour sa beauté, semble avoir été de tous temps et chez tous les peuples la fleur favorite et sans rivale ; on dit qu'Avicenne qui vivait au xe siècle, fut le premier préparateur de l'eau de roses et s'il fallait en croire une vieille chanson indienne, c'est à Noor-Mahal, femme de l'empereur Shah-Jehan, que serait due la découverte de l'attar ou essence de roses. Ce que l'histoire nous a conservé de la peinture des mœurs aimables des Maures d'Espagne, prouve à quel point ce peuple brave et volup-tueux recherchait les parfums.

Dans toute l'Asie on en fit et on fait encore un cas particulier ; on en con-naît la réputation dont chez les Brah-miens jouit l'Amboleki, plante grimpante des rochers et qui porte des fleurs d'une odeur délicieuse. Qui ne sait aussi que lors de la conquête de l'Amérique, le malheureux Montézuma fumait habituellement après ses repas du tabac mêlé d'ambre gris (1).

Les Chinois dont le sensualisme est si raffiné, font une grande consommation de parfums, auxquels ils accordent une large place dans leur culte, leurs usages domestiques et leurs plaisirs. Ils brûlent des bois et des racines odorantes devant leurs autels et mêlent ces derniers à leurs mets, ce sont surtout des aphrodisiaques qui sont recherchés, ils savent préparer cer-

(1) DE SOLIS. *Hist. de la conq. du Mexique.* 1704.

7.

taines boules odorantes formées d'ambre, de musc, de fleur de chanvre mêlés à l'opium et d'autres substances
plus énergiques ; quelques temps rou-
lées et échauffées dans la main ces
boules jettent dans un voluptueux
spasme les beautés aux petits pieds du
céleste empire.

DES ODEURS

DANS LES VÉGÉTAUX

Des odeurs dans les végétaux.

Le rôle des odeurs est manifeste dans le règne végétal, et ceux qui l'ont observé ont découvert des choses extrêmement intéressantes.

On trouve aussi une importance plus considérable à la diversité et à la richesse de coloration des fleurs qu'aux agréables émanations odorantes qu'elles dégagent dans l'atmosphère.

Ch. Richet (1) écrit ce qui suit :

« Chez les plantes phanérogames, tantôt la fleur porte les deux cellules, mâle et femelle, tantôt au contraire, chaque fleur est, soit mâle, soit femelle ; et comme le contact du pollen (cellule mâle) avec l'ovule (cellule femelle) n'est pas toujours assuré, il a fallu des procédés extrêmement détournés pour que cette union, nécessaire à la vie de l'espèce, soit presque toujours réalisée.

« L'illustre Darwin a montré que les couleurs éclatantes des corolles florales qui entourent les cellules mâles et femelles attirent de très loin les papillons et les insectes. Alors ces ani-

(1) *Revue des deux Mondes*, mars 1891.

maux agiles et remuants se promènent sur toutes les parties de la fleur, et avec leurs pattes, leurs ailes, leurs trompes, leurs antennes, répandant sur les cellules femelles le pollen fécondant. »

Ceci cependant ne suffit pas à expliquer le mode de fécondation d'une quantité de plantes qui n'ouvrent leurs pétales que la nuit ; et pourtant ces plantes sont visitées par des insectes nocturnes, dont l'organe de la vision, bien qu'adapté à l'obscurité, ne suffit pas à les guider souvent d'un lieu éloigné de ces végétaux.

Ces plantes portent des fleurs aux odeurs très subtiles, et c'est grâce à ce parfum que les insectes nocturnes sont attirés et, voltigeant de l'un à l'autre, favorisent la fécondation.

Une chose d'observation constante, c'est que les fleurs une fois fécondées perdent leur arome avant même de perdre leur éclat. De même les animaux, une fois le rut passé, n'exhalent une odeur aussi pénétrante que pendant cette période nécessaire à la reproduction. Virey (1) s'exprime ainsi : « La plupart des animaux qui puent eux-mêmes, recherchent des puanteurs analogues aux leurs, surtout à l'époque du rut, temps où tous les animaux répandent le plus d'odeur; de même les plantes, pour la plupart n'exhalent leurs parfums les plus déli-

(1) *Bulletin de Pharmacie*, 1812.

cieux qu'au temps de leur floraison et par leurs fleurs principalement, comme les animaux, portent aux organes sexuels leurs glandes odoriférantes. Il paraît donc que le développement des odeurs chez les corps organisés a lieu surtout par l'acte de la fécondation et dans les parties mêmes qui y concourent ; tellement qu'après cet acte, la plante défleurie, l'animal qui a mis bas, n'ont plus les mêmes odeurs. »

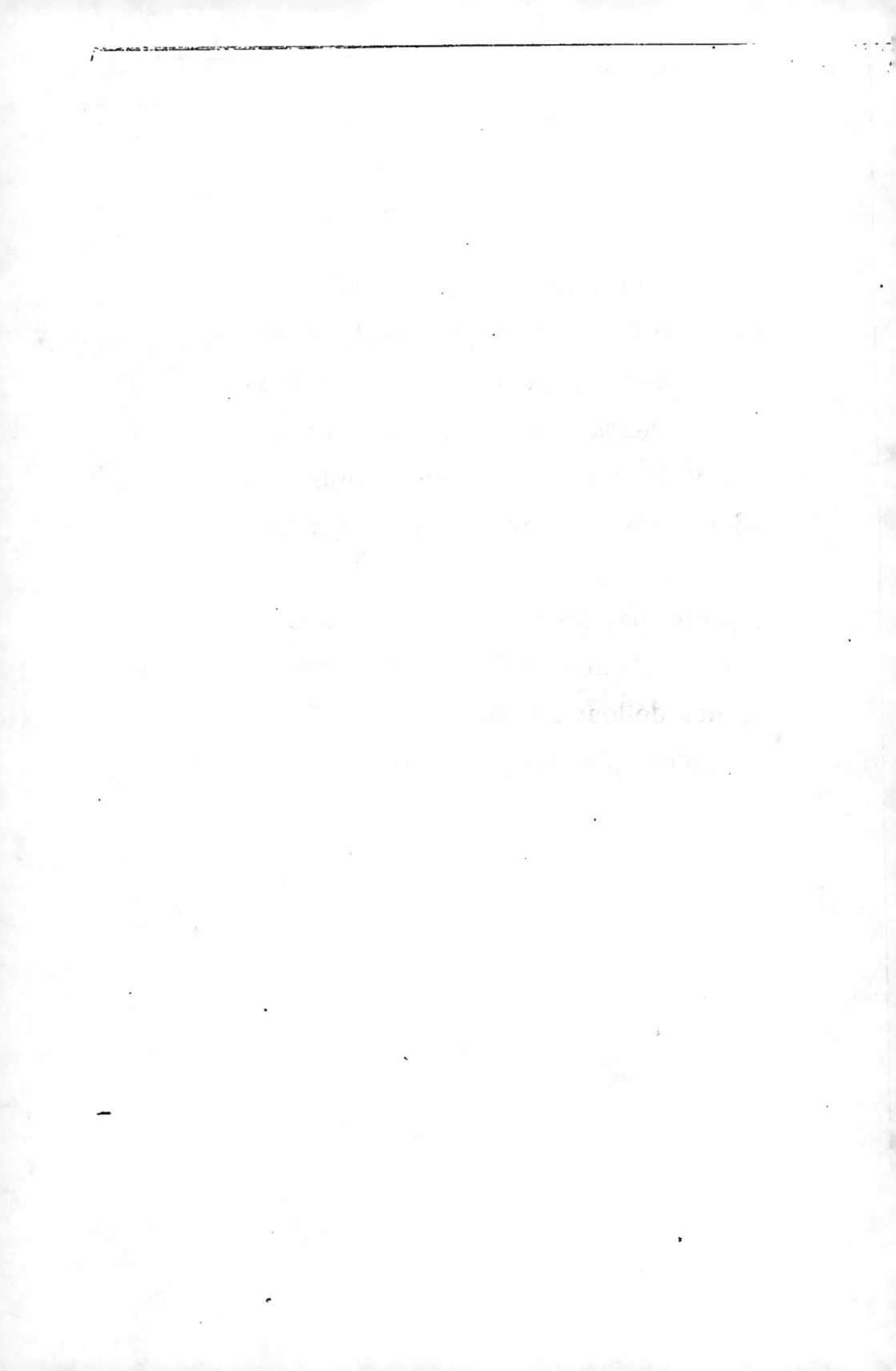

DES ODEURS CHEZ L'ANIMAL

Des odeurs chez l'animal

Le principal rôle des émanations animales est d'assurer la reproduction en favorisant d'abord la recherche des femelles, en avertissant les mâles que l'époque de la fécondation est arri-vée et ensuite en excitant les mâles à remplir leurs fonctions de féconda-teurs.

On a mis en doute, chez les insectes, cette action spéciale excitante de l'odeur ; mais Richet (1) démontre qu'elle existe réellement, « Quand le nombre des individus, dit-il, est rare, comme par exemple, pour certaines espèces d'insectes, êtres minuscules égarés dans d'immenses forêts, cette recherche du mâle et de la femelle n'est pas toujours facile, mais la nature y a pourvu. Tantôt c'est par l'odeur, l'odeur pénétrante qui émane de certains papillons ou de certaines scarabées, se répand à de grandes distances. »

En effet, les femelles, chez les insectes, dégagent des odeurs bien plus fortes aux époques propres à la fécon-

(1) *Revue des Deux-Mondes*, mars 1899.

dation que chez les mâles ; c'est à
celui-ci, guidé par les émanations, à
rechercher alors la femelle pour la fe-
féconder.

« Le rôle des odeurs et de l'odorat,
dit le Dr Tardif (1), est tellement adapté à la reproduction des espèces que
les animaux dont l'odorat est à peu
près nul n'exhalent pas d'émanations
aussi fortes que les autres animaux.
En revanche, la nature ne pouvant
satisfaire le sens de l'odorat, a satisfait
ceux de la vue et de l'ouïe en les gra-
tifiant de plumages les plus mêlés et
les plus variés, en faisant de leurs go-
siers des instruments musicaux mer-
veilleux. Seulement, chez eux, c'est

(1) Thèse de Lyon, 1898.

le mâle qui a le rôle de l'attrait ; la femelle alors, recherche en lui les qualités qu'elles estime le plus : la force et la beauté Après les époques de la fécondation, le chant cesse, le plumage tombe, et le mâle, au lieu de faire la cour, s'occupe de nourrir sa femelle qui couve ».

La plupart des parfums ou des odeurs fétides qu'exhalent les animaux à sang rouge et vertébrés, indépendamment des odeurs de quelques replis de la peau, tirent leur origine d'une double poche glanduleuse qui se trouve chez presque tous les mammifères et chez les reptiles, vers l'anus et sur le coccyx ou croupion chez les oiseaux.

Les quadrupèdes, chez lesquels elles

ne sont pas ainsi placées, les portent vers les organes de la génération, elles semblent même appartenir presque toutes à cette région, et c'est là qu'elles existent sous la forme de glandules miliaires dans l'espèce humaine. Les vapeurs odorantes qu'elles secrètent semblent avoir été instituées réellement par la nature, pour attirer les deux sexes à l'acte de la reproduction; puisqu'elles se développent d'ailleurs considérablement dans le temps du rut et qu'elles s'ablitèrent, pour ainsi dire totalement, lorsque cet état d'orgasme et de turgescence a cessé. Les animaux très odorants semblent être, par le même principe, très ardents en amour.

8

Les mâles, dans la généralité des
espèces, sont toujours disposés à couvrir les femelles, dès que celles-ci sont
en rut. Pour ceux qui vivent à l'état
sauvage, ce rut coïncide avec celui des
femelles, et il est même déterminé par
ce dernier, car la présence d'une seule
femelle en chaleur suffit pour exciter
au plus haut point l'ardeur génésique
du mâle. »

« Chez les musaraignes, dit Darwin (1) les deux sexes possèdent des
glandes odorantes abdominales, cependant les glandes grossissent chez le
mâle pendant la saison des amours.
Chez beaucoup de quadrupèdes ces

1) DARVIN, *Descendance de l'homme*, t. III.

glandes ont les mêmes dimensions dans
les deux sexes, mais leur usage est inconnu, dans d'autres elles sont circons-
crites aux mâles ou plus développées
chez eux que chez les femelles et augmente d'activité pendant la saison du
rut. A cette époque les glandes qui occupent les côtés de la face de l'éléphant mâle, grossissent et émettent
une secrétion exhalant une forte odeur
de musc ».

L'odeur rance du bouc est bien con-
nue et celle de certains cerfs mâles
est singulièrement forte et persistante. Le cervus campestris n'émet pas
une odeur forte avant d'avoir plus d'un
an et jamais lorsque qu'il a été châtré
jeune.

« Dans la plupart des cas, dit Darwin, il est probable que lorsque, dans la saison du rut, le mâle émet une forte odeur, celle-ci doit servir à exciter et à attirer la femelle ».

Chez les femelles, à l'époque du rut, la vulve se tuméfie et laisse suinter un fluide visqueux. Ce fluide est très odorant, dit Colin (1) ; son odeur attire le mâle souvent à de grandes distances, et lui donne le moyen de distinguer les femelles en chaleur de celles qui ne le sont pas ; qu'il soit muqueux ou sanguinolent, il devient pour le mâle qui flaire la femelle un excitant très énergique.

(1) COLIN, *Physiolog. comp. des Animaux*, tome II.

Qui n'a vu le cheval qui flaire la jument, et les mouvéments de sa lèvre supérieure ? Qui n'a vu le taureau qui s'approche de la vache ? Chez ces animaux, le frémissement de tous leurs muscles indique la volupté que leur font éprouver les émanations de la femelle.

Qui n'a remarqué des bandes de chiens suivant une chienne ? Ceux qui peuvent s'approcher d'elle et flairer sa vulve, lèchent avec avidité le liquide qui en découle. L'urine même semble être un régal pour le mâle. L'époque du rut passée, le chien ne s'occupe plus de la chienne, il la flaire avec indifférence. L'acte de l'accouplement ne s'accomplit jamais chez le

8.

chien sans que le mâle ait fortement senti et léché les parties génitales de la femelle.

On voit bien souvent des taureaux paître en communauté avec des vaches, sans chercher à accomplir sur elles l'acte de la copulation ; mais si une .'elles arrive au rut, il la flaire de loin et son appétit génital se réveille aussitôt.

Cuvier, Buffon, Geoffroy Saint-Hilaire, ont observé sur divers singes un écoulement sanguinolent qui a le privilège d'exciter le mâle.

Un fait qui prouve combien l'odeur du rut chez les femelles est excitatrice

de l'appétit sexuel, c'est l'observation
suivante, due à Féré (1),

... « Les hannetons ont été accusés
de pédérastie volontaire, dit-il ; les
accouplements des hannetons mâles
figurent dans les *Annales de la cri-
minalité des animaux*. J'avais déjà
fait des réserves sur cette interpréta-
tion, pensant que l'odeur des femelles,
dont peuvent s'imprégner les mâles est
capable de provoquer une erreur.
Cette supposition était d'autant plus
probable que les expériences de Raphaël Dubois montrent clairement
dans quelle mesure l'olfaction peut

(1) Perversion sexuelle chez les animaux.
Revue philosoph., 1897.

produire des erreurs de l'appétit sexuel chez certains insectes.

« J'ai réalisé la démonstration expérimentale de cette hypothèse de la manière suivante : J'ai fait recueillir un grand nombre de hannetons qui ont d'abord été séparés par sexe. Le lendemain on mettait dans un aquarium de verre rempli de feuillages un nombre déterminé de mâles et de femelles ; les hannetons accouplés étaient mis à part, et à mesure qu'ils se séparaient, les mâles émérites étaient placés avec autant de mâles neufs dans un récipiant convenable. D'autre part, les mâles isolés, au moins depuis 24 heures étaient imprégnés de l'odeur des femelles en introduisant leur extrémité caudale dans le cloaque des femelles, où se deversent les glandes dont la propriété excitante pour le mâle a été signalée depuis longtemps ; on plaçait ces mâles avec autant de mâles neufs non préparés, dans un récipiant semblable au précéedent, où on pouvait les surveiller.

L'observation a donc porté sur trois groupes :

1º Des mâles neufs.

2º Des mâles neufs avec des mâles imprégnés artificiellement d'odeur de femelle.

3º Des mâles neufs avec des mâles émérites ayant eu des rapports normaux.

Les hannetons imprégnés et émérites étaient rendus reconnaissables par la section d'une élytie.

Le tableau suivant montre bien le résultat des expériences :

	Nombre de couples	Nombre des accouplements homo-sexuels
1° Hannetons neufs.	300	0
2° Hannetons neufs et hann. imprégnés.............	308	2
3° Hannetons neufs et hann. émérites.	210	17

Les trois groupes d'accouplement homo-sexuels montrent des hannetons pris au piège, bien plutôt que des hannetons invertis ou criminels.

C'est donc l'odeur de la femelle, dont étaient imprégnés des mâles, qui a trompé les autres.

On rencontre, dans les étables des éleveurs, beaucoup de femelles qui ne peuvent être fécondées, des vaches surtout appelées *robineuses*. Cela tient, entre autres causes, à l'antipathie plus ou moins prononcée qui règne entre le mâle et la femelle, surtout à l'antipathie du mâle.

On parvient à vaincre cette lacune en dissimulant l'odeur particulière de la femelle, en aromatisant ses parties génitales, afin de tromper le mâle.

Chez certaines femelles destinées à reproduire des hybrides, on est quelquefois obligé de couvrir les yeux du mâle et d'imprégner les femelles qu'on veut faire saillir des odeurs naturelles

d'une autre femelle préférée de ces
mâles et choisie dans leur espèce. On
fait habiter l'étrangère dans l'écurie
de la préférée, à côté d'elle, pendant
plusieurs jours ; on transporte, au moment du coït, les produits de sécrétion
aux femelles qui doivent tromper l'of-
ficiant, qu'on a préalablement mis dans
l'impossibilité de voir la concubine
qu'on substitue à la légitime.

On remarque toujours que lorsque le
sens de l'odorat est perverti chez un
étalon, cela lui ôte les trois quarts de
son ardeur. Certains sujets tombent
même dans une impuissance relative
ou absolue, quand ils sont privés des
facultés olfactives qui sont leurs plus
puissants facteurs d'excitation au plaisir.

DES ODEURS
DANS L'ESPÈCE HUMAINE

Des odeurs
dans l'espèce humaine.

Le sens de l'odorat n'est pas aussi développé chez l'enfant que chez l'adulte, et chez le vieillard il va en s'affaiblissant.

« Dans l'enfance, dit Cabanis, l'influence de l'odorat est presque nulle, dans la vieillesse elle est faible : son époque véritable est celle de la jeunesse, de l'amour ! »

L'odorat semble encore être moins

développé chez la femme que chez l'homme, comme d'ailleurs dans toutes les espèces, puisque c'est le mâle qui doit rechercher la femelle.

La femme présente une odeur toute particulière, c'est *l'odor di femina* des Italiens. Mais elle est variable selon les sujets ; en effet, certaines femmes émettent une odeur plus forte que d'autres : les rousses sentent généralement plus fort que les brunes ; nous verrons plus loin toute la gamme des différentes odeurs selon le teint.

Les femmes, aux époques menstruelles, dégagent, comme les femelles des animaux, une odeur plus forte que dans l'intervalle de ces époques. C'est là un des invisibles liens qui nous rat-

tachent à l'animal et qui nous empêche de renier toute parenté avec
lui.

De cette attraction pour l'odeur
dégagée, on a recueilli plusieurs observations bizarres : En 1572, on cé-
lébra au Louvre le mariage du roi de
Navarre avec Marguerite de Valois et
celui du prince de Condé avec Marie
de Clèves, douée, dit d'Estoiles (1),
d'une singulière beauté et bonté, et
âgée de 16 ans. Après avoir dansé
pendant longtemps et se trouvant un
peu incommodée de la chaleur du
bal, cette princesse passa dans une
garde-robe, où une des femmes de la

(1) *Journal de Henri III*, 1574.

reine-mère lui fit changer de chemise.
Elle venait de sortir, quand le duc
d'Anjou (Henri III) y entra pour ra-
juster sa coiffure, et s'essuya par mé-
garde le visage avec la chemise qu'elle
venait de quitter.

Depuis ce moment, ce prince conçut
pour elle la passion la plus violente
que la mort tragique de celle qui en
était l'objet ne put surmonter.

Quelle n'est pas chez l'homme, l'impression électrique que produit, surtout dans la jeunesse, l'atmosphère de
certaines femmes et que la volupté
ressaisit même dans les vêtements dont
elles se sont dépouillées la veille ! Le
fichu qui ceint leur cou, exhale un bien

autre parfum que les sachets des sé-
rails de l'Asie !

On sait, dit le docteur Ruiller, que
certains hommes lascifs trouvent dans
l'influence qu'exerce le *smegma vulcæ*
sur la membrane pituitaire, le principe de dispositions très érotiques, et
que l'odeur de l'homme réveille chez
quelques femmes ardentes le besoin du
plaisir.

Des Courtilz (1) remarque à ce sujet
que : « En appréciant le pouvoir de
l'olfaction on croira facilement que
certains luxurieux ne peuvent entrer
en jouissance et s'acquiter convenable-
ment *du congrès* qu'en respirant les

(1) Des Courtilz. *Impuis. et stérilité.* Paris,
1831.

émanations de la bouche, des aisselles
et autres parties du corps de la femme
qu'ils carressent. »

Un physiologiste éminent, le docteur
Longet s'exprime ainsi : « L'odorat
intervient dans l'éveil du désir vénérien chez quelques personnes. Il est
des hommes qui trouvent dans l'influence exercée par l'odeur de la vulve
sur la pituitaire, l'excitation indispensable pour accomplir l'acte sexuel. Le
souvenir et l'imagination doivent avoir
ici une grande part. »

« Chez les animaux, la liaison entre
les fonctions olfactives et génitales est
aussi incontestable qu'elle est intime.
A l'époque du rut, les individus d'une
même espèce doivent se rechercher

mutuellement. Il leur fallait donc un
moyen de se diriger les uns vers les
autres, un moyen d'excitation, et la
nature a pris le soin de faire exhaler,
vers cette époque une odeur forte et
spéciale aux organes sexuels de la plupart ; rien en effet ne pouvait leur servir que les émanations entraînées au
loin par les courants atmosphériques. »

Il faut remarquer ici que l'odeur de
la vulve dont il est question, est l'odeur
propre du liquide spécial secrété par
les glandules de cet organe, et non
celle engendrée par la malpropreté
dans laquelle serait tenu cet organe.

Quelques observateurs ont fait une
remarque assez significative à ce sujet.
Les chiennes se nettoient, paraît-il à

9.

l'époque de leurs chaleurs. Celles qui
sont malpropres seraient peu recher-
chées du mâle, à l'exception de quelques-uns dont le sens de l'odorat pa-
raîtrait déprimé !

Féré, que nous avons déjà cité, nous
fournira encore quelques documents
intéressants sur l'influence des odeurs
sur l'appareil sexuel : « L'influence des
excitations odorantes sur la fonction
génésique doit être considérée comme
normale et à plus forte raison les
odeurs du corps humain ; mais chez
certains individus, le rôle de l'odorat
devient très prédominant, à tel point
qu'en l'absence des excitations de ce
sens, l'activite génésique est nulle, ou

que les excitations de l'odorat déterminent des impulsions irrésistibles.

Cette émotivité olfactive rend compte des mésalliances momentanées ou définitives qu'on est étonné de voir faire à des hommes d'une culture élevée, mais qui sont en réalité des déséquilibrés. Elle fait comprendre comment on peut chanter *Elvire* et *le Lac* et ne pas dédaigner les filles d'auberge. « Il y a des personnes si aveugles de leur concupiscence qu'elles n'aiment pas moins Hélène qu'Héculbe et Thersite qu'Achille ! »

Féré rapporte encore une observation curieuse sur la puissance des odeurs de la femme :

« Je chasse souvent, dit-il, avec un

homme déjà âgé de près de 60 ans, d'une santé robuste, sans défectuosité apparente et dont la famille que je connaissais presque tout entière, ne présentait pas de tares névropathiques grossières. Cet homme avait l'habitude de lutiner les filles et les femmes quelquefois même assez vieilles, d'une façon qui me surprenait fort. Il ne s'attaquait qu'aux femmes qui travaillaient dans les champs en chemise ,à manches courtes, et il s'acharnait à elles, jusqu'à ce qu'il fût parvenu à introduire sa main jusqu'à leurs aisselles. Quand il avait atteint son but, que ne paraissant pas du tout comprendre ses victimes, il s'en allait satisfait, mais pendant longtemps il por-

tait sa main contaminée à son nez,
avec une expression évidente de plaisir.

« Après de longues hésitations, je
finis par lui demander une explication
qu'il me donna comme la chose la plus
naturelle du monde: — c'est une odeur
qui me remonte, qui me **ferait faire dix
lieues** — et il me **raconta** que lorsqu'il
était plus jeune, les femmes qui avaient
une sécrétion fortement odorante
étaient capables **de lui faire faire** des
exploits extraordinaires, et que dans
ces dernières années, c'étaient les
seules qui pussent obtenir quelque
chose de lui. Il prétendait être capable
de reconnaître la continence et le moment le plus propice pour l'attaque à

fond, rien qu'aux qualités de l'odeur.

« Etant enfant il aimait cette odeur, sans savoir pourquoi. Toute sa vie le coryza s'est accompagné chez lui d'une excitation sexuelle persistante. »

Ceci prouve que l'homme n'est pas excité seulement par l'odeur des sécrétions des organes de la génération, mais aussi par les sécrétions cutanées, soit générales ou locales d'autres parties de la femme.

L'influence du parfum naturel de la femme sur l'instinct sexuel de l'homme, trouve une preuve manifeste dans l'exemple suivant :

Un homme impuissant mais fort pervers, avait une bonne qui se prêtait à ses désirs. Tous les plaisirs de ce débauché personnage consistaient à pratiquer des attouchements sur sa domestique et surtout à la renifler; pour cette raison, il avait absolument défendu l'emploi de toute eau de toilette et même l'eau fraîche naturelle n'était autorisée qu'une fois par semaine. Un beau jour la fille ayant rendez-vous avec un amoureux, garçon de la voisine, voulut, pour plaire à ce galant, faire sa toilette, elle se lava soigneusement partout. Le vieux maître s'en aperçut aussitôt — Ton bouquet, lui dit-il, n'a plus d'odeur, tu n'as qu'à t'en aller demain, puisque tu ne peux plus me plaire.

Dans une observation qu'il dénomme *Emotivité morbide*, le docteur Féré

raconte le cas d'un individu qui était
attiré par les femmes rousses, ceci se
rattache évidemment à l'influence de
l'odeur que dégagent ces types de
femmes :

« Le sieur B..., présente une particularité qui consiste à ce que chaque
fois qu'il rencontre une femme rousse,
il cherche à s'en rapprocher, la suit et
pousse l'aventure jusqu'au bout si les
circonstances s'y prêtent ; que la
femme soit jeune ou vieille, belle ou
affreuse, élégante ou repoussante de
malpropreté, peu importe. Il lui arrive
souvent de se livrer à ces poursuites,
qu'il juge à leur valeur, même au voisinage de sa demeure ; rencontrant sa
propre femme, il trouve un subter-

fuge pour continuer l'expédition. L'impulsion se produit même lorsque l'objet est à une distance considérable.

« M. B... explique son émotivité spéciale par cette circonstance que la première femme qu'il ait aimée et possédée à l'âge de 18 ans était rousse. »

On voit bien dans cette citation un effet de la rumination du souvenir provoquée par le sens olfactif sur le cerveau.

Si l'animal a besoin pour être poussé à satisfaire son appétit génital, de percevoir l'odeur sexuelle ; pour l'homme civilisé, cette odeur est regardée comme secondaire.

Ceux qui recherchent l'odeur génitale seulement ne sont point des pervertis ; ils se rapprochent plutôt de l'animal ou de l'état primitif de la nature, ce sont des rétrogrades.

Ceux qui recherchent l'odeur générale du corps sont des raffinés, ils s'éloignent de l'animalité dans laquelle l'odeur du corps de la femelle ne suffit pas à éveiller chez le mâle l'ardeur génitale.

Nous avons dit que chez les animaux, l'odeur de la femelle attirait le mâle, il est évident qu'aux temps primitifs il en était de même, ce qui le prouve, c'est que la première forme du baiser fut le flair.

Chez presque tous les peuples sauvages, même chez les peuples demi-civilisés, le baiser est inconnu comme symbole de l'amour. On ne dit pas chez ces peuples, *embrassez-moi*, mais *sentez-moi*. On baise avec le nez. Le mot baiser chez les Néozélandais signifie *odeur*.

Les Birmans appellent le salut « l'aspiration de l'odeur ». Les Chinois s'abordent amicalement en se touchant avec les deux nez, comme au Japon, ou bien ils s'effleurent les joues, ainsi que font nos dames lorsqu'elles se rencontrent et semblent s'embrasser. Il est aisé de comprendre que c'est là un vestige, un geste rudimentaire du reniflement qu'on voit physiologiquement et pour cause, chez les chiens, et que c'est chez ces animaux la plus puissante excitation des sens.

La civilisation provoqua la pudeur en supprimant la nudité et les soins du corps affaiblirent l'odorat, état de la féminité qui attirait le mâle.

ODEURS PARTICULIÈRES

AUX INDIVIDUS

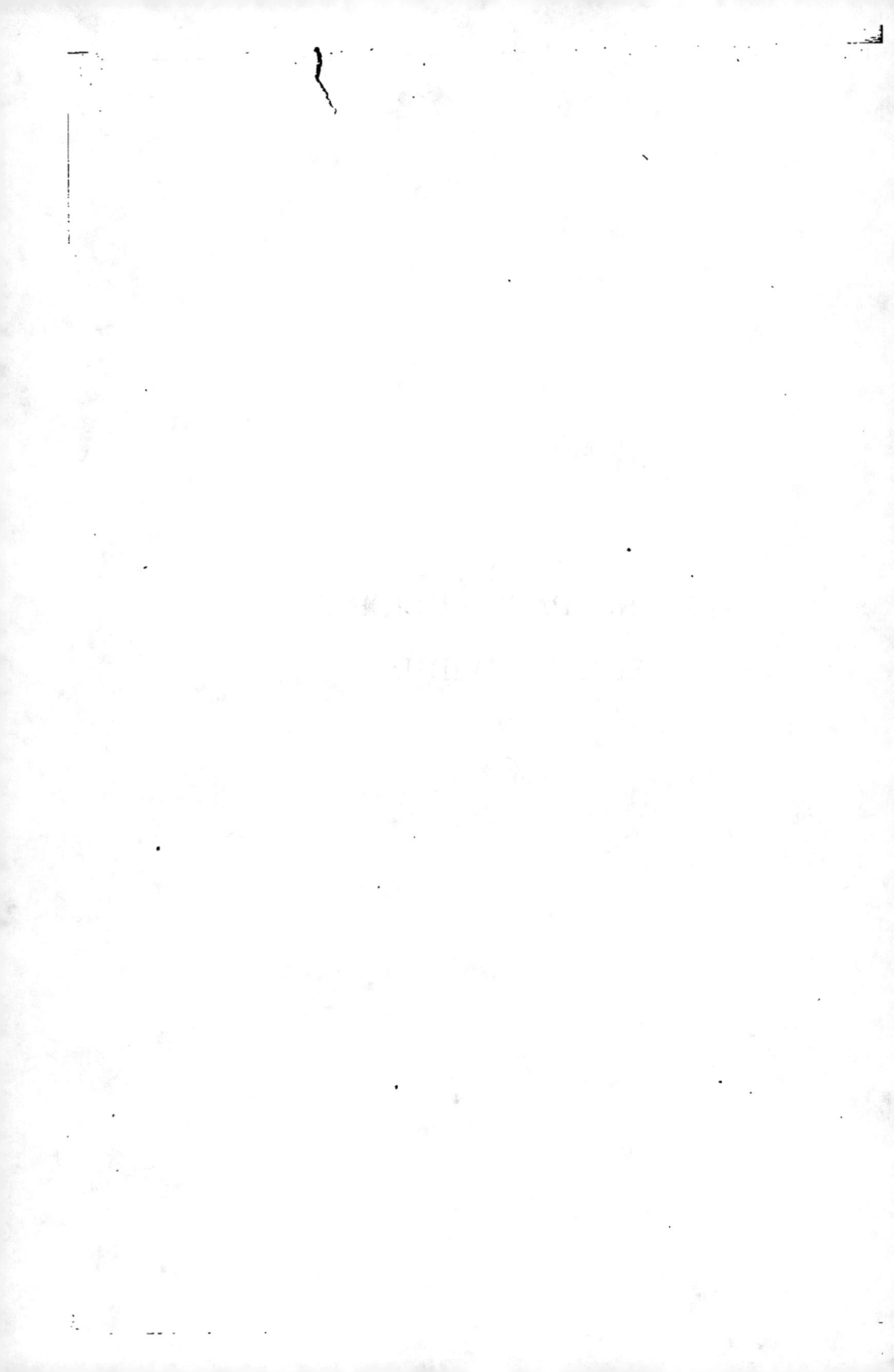

Odeurs particulières aux individus

Chaque espèce et même chaque individu répand autour de lui une odeur
particulière et se trouve toujours
comme enveloppé d'une atmosphère
de vapeurs animales sans cesse renou-
velées par le jeu de la vie.

Au rapport de Plutarque, Alexan-
dre-le-Grand « rendoit une odeur fort
souefve, de manière que ses chemises
et ses vêtements mesmes en estoyent
remplis de bonne odeur, comme s'ils

eussent esté parfumez (1) ». Cujas, disait-on, offrait une particularité analogue. Certaines personnes, au contraire, exhalent de tout leur corps ou d'une de ses parties seulement, une odeur de soufre ; d'autres, comme cette Thaïs dont parle Martial dans ses épigrammes, répandent des exhalaisons à peine supportables et même repoussantes.

« Lorsque après les milles ruses de la toilette, dit Martial, elle se croit bien en garde contre sa mauvaise odeur, lorsqu'elle a épuisé toutes les ressources de l'art, Thaïs sent toujours Thaïs ».

C'est par l'odeur spéciale que four-

(1) Traduction d'Amyot.

nit autour de lui chaque individu ani-
mé que nous pouvons expliquer comment le chien suit la trace de son maître pendant si longtemps. C'est encore pour la même raison que le même
animal en courant dans un espace où
se trouvent plusieurs cerfs, démêle à
la trace celui sur lequel il a d'abord
été lancé, sans se laisser égarer par
les ruses que la bête poursuivie s'effor-
ce d'opposer à cet instinct si sûr et si
dangereux pour lui. »

Au reste, si chaque espèce, si chacun
des individus qui la composent ont leur
odeur spéciale, il n'en est pas moins
certain que chaque sexe, chaque âge
en reprend une qui lui est particulière ;
le climat que l'homme habite, les ali-

ments dont il se nourrit, les passions auxquelles il se livre, le genre de travail qui l'occupe, les industries qu'il exerce, la terre qu'il fouille, modifient différemment les odeurs qu'il exhale, d'où résultent nécessairement les odeurs différentes.

Dans le temps de la lactation, les excrétions des enfants, toute l'habitude de leur corps, donnent la sensation d'une odeur aigre que tout le monde connaît. Cette odeur disparaît à l'âge de la puberté, pour faire place à un parfum spécial.

Il est probable que nos forces digestives n'assimilent jamais si parfaitement les aliments qu'il n'en reste quelques-unes de leurs parties qui ne

l'aient point été entièrement. Ainsi
que l'avait déjà remarqué Hippocrate,
c'est principalement sur l'urine que
porte l'odeur particulière des aliments
et des boissons : quoique la sueur puisse
présenter un phénomène analogue,
comme quand on a mangé de l'ail ou
des truffes et que les muscles même
s'en imprègnent, comme ceux de la-
pins domestiques qui :

« ... Elevés dans Paris,
Sentent encore le choux dont ils furent
[nourris.

Est-ce réellement le climat qui
donne aux nègres l'odeur forte qui les
caractérise, aux Esquimaux, celle qui
éloigne d'eux toute personne délicate ?
Lorsque une troupe de cosaques a sui-

vi une route, on trouve encore leur
odeur dans l'atmosphère plusieurs
heures après leur passage.

Les passions influent aussi sur la
nature des odeurs exhalées.

Dans une tristesse profonde on perd
celle qui caractérisait la santé habi-
tuelle. La sécrétion des glandes la-
crymales jette dans la secrétion
générale des parfums naturels une
perturbation considérable. Après plusieurs jours de douleur par exemple,
une femme dégage une odeur de sou-
ris, comme celle beaucoup plus intense
qui se dégage dans les rétentions d'u-
rine trop prolongés.

L'approche des époques menstruelles trouble aussi la sécrétion naturelle des parfums.

Les rêves ne sont point sans action et celà se conçoit par l'agitation plus ou moins considérable qu'ils déterminent subitement, d'où découle une foule de sensations diverses telles que le délire, la colère, la rage, la joie, la douleur, la peur, comme aussi pour leur action sur la secrétion, comme la transpiration, l'éjaculation, etc.

La joie modifie avantageusement les parfums naturels.

La colère et la terreur augmentent presque toujours la fétidité de la transpiration. Les vents et les selles qui sont l'effet de la peur, sont d'une puanteur insupportable.

10.

Hamond a dit que *l'odeur de sain-teté* n'est pas une simple figure de rhé-torique.

C'est l'effet d'une névrose véritable qui dégage un parfum plus ou moins agréable au moment de l'extase reli-gieuse et qui a quelque analogie avec la névrose d'amour, chez une femme aimée et qui n'est pas résignée comme la première à l'amour simplement divin ou platonique.

Parny en donne la mesure :

> Ici fut la Vierge Marie,
> Toi qu'une sainte rêverie
> Dans ce bois propice égara,
> Prends sa place, femme chérie,
> Le Saint-Esprit s'y trompera.

L'amour peut provoquer différentes émanations odorantes par suite des

divers spasmes nerveux qui s'y rattachent ; ou c'est la plus pure jouissance, ou c'est la plus terrible douleur.

Chez les fous, dit le docteur Féré,
l'odeur de la peau est caractéristique
la sueur a des émanations spéciales,
sui generis, pénétrantes et infectes,
rappellant celles de mains constamment fermées.

Cadet-Casicourt dit avoir connu une
femme qui distinguait à l'odeur seule
les hommes des femmes : elle ne pouvait supporter de sentir les draps de
son lit lorsqu'ils avaient été touchés
par une autre main que par elle.

On a reconnu que l'usage de
l'huile de foie de morue donne à la

sueur l'odeur de conserves de sar-
dines.

Morin a constaté la fétidité des
sueurs axillaires chez une femme qui
faisait usage de préparations arseni-
cales.

L'alcool, pris en trop grande quantité, donne à la sueur une odeur al-
déhydique.

· La constipation opiniâtre donne à
l'individu une odeur fécale prononcée.

Les goutteux dégagent une odeur
de petit lait et les diabétiques une
odeur fade caractéristique.

L'essence de térébenthine inspirée,
communique aux sueurs, et à l'urine
surtout, une odeur très prononcée de
violette.

DES DIFFÉRENCES
INDIVIDUELLES DE L'ODORAT

Des différences individuelles
de l'odorat.

L'habitude de vivre en société et l'assurance de trouver près de ses semblables des lumières qui dispensent d'avoir recours à celles de l'odorat, ont rendu l'homme civilisé moins sensible aux impressions qui agissent sur l'organe de ce sens qui a perdu chez lui une partie de sa délicatesse.

Chez les individus à qui l'état so-

cial n'a rien enlevé, il y a une saga-
cité bien supérieure. Lecart (1) cite un
garçon que ses parents avaient élevé
dans une forêt, où ils s'étaient retirés
pour éviter les horreurs de la guerre
et qui n'y avait vécu que de racines, il
avait l'odorat si fin qu'il distinguait
par ce sens l'approche des ennemis et
en avertissait son père.

Il fut cependant fait prisonnier et
ayant changé sa manière de vivre; il
perdit à la longue cette grande finesse de l'odorat ; il en conserva
néanmoins encore assez pour pouvoir
suivre sa femme à la piste !

Le *Journal des Savants* (1684)
parle d'un religieux de Prague en-

(1) LECART. *Traité des sensations*. t. II.

core plus étonnant, puisqu'à l'odorat, il indiquait une fille ou une
femme chaste de celle qui ne l'était
pas. Ce bon père devait certainement
faire fuir loin de lui une grande quantité de femmes !

Un certain Mammura mentionné
par Martial (1) ne consultait que son
nez pour savoir si le cuivre qu'on lui
présentait était de Corinthe.

Quelques personnes perçoivent très
bien telle ou telle odeur en particulier et sont insensibles à toutes les
autres. Pour certains individus, la
vanille est inodore, et ils perçoivent
très bien celle de l'héliotrope. Blu-

(1) MARTIAL. *Epig*. : liv. 9. Ep. 60.

11

membach, dans sa physiologie, parle d'un Anglais qui, ayant tous ses sens excellents, ne percevait point l'odeur du réséda.

Les idiosyncrasies individuelles causent des différences bien remarquables dans la manière dont on est affecté par les odeurs. Les antipathies que l'on observe sous ce rapport sont bien rarement naturelles ; presque toutes doivent leur origine à une association d'idées, et en effet, dit un philosophe, toutes les perceptions actuelles sont vraies, c'est leur liaison avec les perceptions passées qui sont susceptibles d'erreur (1). Ainsi un enfant a qui on a fait boire un breuvage nauseux, en

(1) Destuit de Tracy. Logique.

induisant les bords du vase avec une substance odorante, ne peut plus sentir ce parfum, sans se rappeler la sensation désagréable qu'il a éprouvée. Plusieurs exemples d'antipathie analogues déjà citées pour les odeurs même agréables, peuvent trouver une cause semblable dans une association d'idées.

Voici encore quelques exemples d'antipathie.

Le docteur Petit racontait dans ses leçons qu'une dame se trouvait mal toutes les fois qu'un chat était dans son appartement, même à son insu (1). Le docteur Marc (2) affirme que l'odeur

(1) PORTAL. *Anatomie med*. t. IV.
(2) *Dict. des scienc. méd*. t. XXIII.

du lièvre faisait évanouir Mlle Contat.
Un soldat était tellement incommodé
par l'odeur de la rue, qu'il fuyait en
en apercevant (1). Un autre militaire,
a-t-il dit dans les *Ephémérides des
curieux de la nature*, perdait connaissance quand il sentait l'odeur de
la pivoine. Le docteur Wagner de
Vienne fit connaître un homme que
l'odeur du bouillon d'écrevisses faisait
trouver mal.

La manière de vivre, si différente
suivant les pays et suivant les êtres,
doit nous faire porter des jugements
bien différents sur les odeurs. Qu'importe d'être embaumé par les fleurs
d'un parterre, à des hommes qui mar-

(1) Donatos. *Méd.* ch. 6, liv. 4.

chent trop pour aimer à se promener ?
A-t-on remarqué que des gens toujours
affamés soient sensibles à des parfums
qui n'annoncent rien à manger ? Le
Tartare aspire avec autant de volupté,
les émanations d'un quartier de cheval pourri que les femmes de nos
villes, celle de leurs parfums de boudoirs. Le grossier Lapon flaire sans
répugnance le lard rance des phoques
et se montre insensible aux doux parfums de nos toilettes. C'est pour la
même raison que le parfum délicat des
fleurs est indifférent aux animaux carnivores, et. Moufflet raconte qu'un
homme dont le métier était de net-
toyer les égouts, s'étant trouvé mal en
entrant dans la boutique d'un parfu-

meur d'Anvers, ne revint à lui que lorsqu'on lui eut frotté le visage avec du fumier !!

Il en est de l'olfaction comme de tous les autres actes qui, dans l'insomnie, tiennent à l'exercice de la sensibilité, il semble que cette faculté s'épuise par suite de sensations trop vives et trop soutenues. Des sensations faibles ne se font presque plus apercevoir lorsqu'elles succèdent à des sensations beaucoup plus fortes et une même sensation s'affaiblit par la durée quoique les corps extérieurs qui la causent n'aient point changé (1). Ainsi l'on finit par devenir insensible aux émanatious les plus infectes, comme

(1) CUVIER et DUMÉRIL, *Anat. comp.*, t. 2.

aux odeurs les plus suaves, lorsqu'on est continuellement soumis à leur influence.

On sait que Richelieu avait fait un tel abus des parfums sous toutes les formes, qu'il ne s'apercevait plus de leur action et qu'il vivait habituellement dans une atmosphère si embaumée qu'elle faisait trouver mal ceux qui entraient chez lui. Cependant, cette circonstance même est accompagnée d'un avantage assez marqué ; c'est que, en même temps que la sensibilité de la partie qui reçoit la sensation s'émousse, la faculté de se perfectionner augmente ; en sorte que si les parfumeurs, par exemple, ont le désagrément de ne plus éprouver sous l'influence des parfums les mêmes impressions que les autres individus, ils peuvent en raisonner bien plus savamment et approfondir beaucoup mieux leur nature et les différences qu'ils présentent entre eux. C'est en vertu de leurs habitudes que les peuples sauvages et chasseurs, poursuivent le gibier à la piste. Remarquons aussi qu'il faut une sorte d'habitude pour savourer les délices de certains parfums, tandis qu'il est des odeurs auxquelles certains individus ne s'accoutument jamais et chez lesquels elles produisent des syncopes, des convulsions et une foule d'accidents nerveux.

En raison même de ses liaisons avec les autres appareils du corps, le sens

de l'odorat peut délirer, c'est-à-dire
devenir le siège de fausses sensations,
de sensations nées sans causes. Dans
certaines affections du canal intesti-
nal ou des organes génitaux, l'odorat
est plus ou moins altéré ainsi que le
goût.

11.

ATTRACTION ET RÉPULSION

PAR LES ODEURS

Attraction et répulsion
par les odeurs

Il est certaines odeurs qui sont perçues faiblement et sans influencer
particulièrement l'odorat ; elles ne
sont *pas senties* en quelque sorte, il
en est de même pour le parfum de
certaines femmes qui sont toujours
indifférentes à l'homme, *avant, pendant* et *après*, mais il y a des odeurs
qui sont désagréables et troublent les
sens, ce sont celles qui émanent de

femmes antipathiques au caractère d'un homme et dont la présence le laisse froid en amour, au point qu'il ne cherche que l'occasion de s'en débarrasser. *Il ne peut pas la sentir !*

D'autres odeurs attirent l'homme d'une façon irrésistible, elles émanent de la femme sympathique, c'est le parfum qui se dégage des sécrétions générales et particulières qui s'harmonise même à son insu, avec celui de l'homme et fait que chez ces deux êtres l'union est fatale, quoi qu'ils fassent ils se réuniront en un commun transport. La femme aimée, dans cette circonstance, peut ne pas être jolie, mais elle sent bon. Dans l'obscurité elle porte aux sens, et au grand jour ce sont toujours les mêmes sensations enivrantes des souvenirs de la nuit.

Il en est de même du parfum des fleurs qu'on respire, mais qu'on ne voit pas, la jouissance n'en est pas moins exquise. N'est-ce pas l'habitude, du reste, de fermer les yeux lorsqu'on repose sur le sein d'une femme aimée, afin de ne pas avoir de distraction pour mieux savourer le parfum qui s'en dégage ?

N'est-ce pas encore qu'instinctivement, on ferme les yeux, lorsqu'on plonge le nez dans une rose épanouie ?

Comme d'autres plus jolies, mais qu'on *ne sent pas*, laissent froids et indifférents.

Beaucoup de femmes n'ignorent pas ces vérités ; aussi celle qui aime la société de l'homme lui-même connaît le parfum qui peut amplifier, sans la dénaturer, l'odeur particulière de son corps. Elle évite l'excès et surtout le mélange des parfums.

Que de femmes qui éloignent leurs maris par l'usage immodéré, ou même très réservé des parfums artificiels qui faussent et dissimulent complètement leur parfum naturel, cent fois plus agréable que tous ceux qu'elles répandent inintelligemment sur leurs corps. Les parfums artificiels ne sont bons qu'à masquer les odeurs désagréables du corps mal soigné ou affecté d'une transpiration repoussante, autrement ils sont à peu près inutiles.

Le parfum naturel de la femme est toujours plus suave dans l'intimité que tous ceux qu'elle pourrait se procurer. La femme, en amour, tient son pouvoir de la puissance irrésistible de son parfum naturel. Les hommes qui *sentent*, connaissent seuls les enivrements doux et salutaires, engendrés par l'atmosphère vivante de l'objet aimé.

La femme qui abuse des parfums finit par perdre le sens physique et moral des odeurs et ceux qui les approchent ne manquent pas de méfier et de *flairer là-dessous* quelque parfum naturel désagréable, parmi tous

ces bouquets artificiels d'un goût plus
ou moins douteux :

Martial, dans un épigramme à Gallia,
disait :

« En quelque lieu que tu arrives, on
croirait que Cosmus vient d'y transporter sa boutique et que toutes ses
essences s'échappent de leurs flacons
renversés, ne te complais donc point,
Gallia, dans l'usage de ces superflui-
tés étrangères. Tu n'ignores pas, je
pense, que, de cette manière, mon
chien aussi pourrait sentir bon. »

RAPPORT DE L'ODORAT
AVEC LE SENS GÉNÉSIQUE

Rapport
de l'odorat avec le sens génésique.

Dans notre corps comme dans celui
de tous les animaux, la vie est cons-
tituée par l'ensemble de certaines forces générales spéciales qui animent les
organes, elle se manifeste par leurs
actes, elle s'entretient par leurs exer-
cices. Un même lien réunit les forces,
rassemble leurs actions ; toutes ten-
dent immuablement et à la fois vers

un seul et même but, la conservation de l'individu chez lequel on les observe.

En considérant ces rapports physiques qui lient entre eux les organes de la vue, de l'ouïe, du goût et de l'odorat, on ne peut s'empêcher de reconnaître l'influence que ces fonctions exercent les unes sur les autres et les secours qu'elles se prêtent mutuellement.

Le rapport le plus frappant est celui qui existe entre la respiration et l'olfaction ; celui-ci ne s'exerce en effet qu'à l'occasion et au moyen de l'autre : quand la respiration manque, l'odorat est impossible ; aussi ce sens s'exerce continuellement, parce que la respiration ne manque jamais ; il est toujours disposé à recevoir l'impression des substances dont l'eau peut être le véhicule. C'est pour cela que dans le sommeil même, il est le moins inactif de tous les sens ; et une odeur un peu forte produit toujours dans cet état une excitation suffisante pour qu'on le ressente sous le voile d'un songe, si elle ne va pas jusqu'à produire seule le réveil.

Enfin l'odorat est en rapport assez immédiat avec les fonctions de la génération. Le soin que beaucoup de femmes mettent à se parfumer semble en être la preuve.

Celle qui est savante dans l'art de plaire ne vous laisse pénétrer jusqu'à elle qu'après vous avoir préparé à l'effet de ses charmes par celui des odeurs.

La saison des fleurs est celle des amours, l'odeur qui s'exhale de leur sein épanoui en parfumant le zéphir, fait entrer au fond du cœur un charme irrésistible ; les idées voluptueuses se lient à celles des ombrages odorants et les poètes attribuent, avec raison, aux parfums la propriété de porter dans l'âme une douce ivresse, a dit Cabanis, avec eux c'est la volupté même qu'on respire.

Comme nous l'avons dit, on a tenté de classifier les odeurs selon leurs actions agréables ou désagréables, il serait plus logique de distinguer au

point de vue de leur action sur l'instinct sexuel . Chez certains individus,
en effet, le parfum a une influence in-
directe positive ou négative. L'un
éprouve du plaisir à trouver chez une
femme le parfum de l'ambre et cette
odeur éveille en lui des sensations
exquises et plus que toute autre le
prédispose à l'amour.

D'autres préfèrent chez la femme le
parfum de la violette et celui de l'iris,
quelques-uns sont enthousiastes de l'o-
deur de l'héliotrope ; on rencontre des
personnes chez lesquelles le parfum a
une influence indispensable. Un fait
servira d'exemple :

Un jeune homme, fiancé depuis peu,
continuait à voir sa maîtresse. Il la

quittait tous les soirs pour aller faire
sa cour, mais lorsque sa maîtresse se
parfumait à l'ambre elle était sûre de le
garder auprès d'elle, car cette influence
du parfum sur les sens du jeune
homme était plus forte que sa volonté.

Il est du reste avéré que chez nombre d'individus un parfum, toujours
le même, est indispensable pour influencer le sens génésique.

D'autres fois le parfum est employé
pour vaincre une répugnance. Il n'a
pas alors une nécessité constante, mais
une nécessité accidentelle. C'est ainsi
qu'aux colonies beaucoup d'Européens
sont obligés de se parfumer pour pouvoir avoir des rapports avec les femmes noires, afin de masquer la mau-

vaise odeur naturelle qui s'exhale du corps de celles-ci.

On pense généralement qu'il y a chez l'homme et peut-être même à un certain degré chez les animaux, une grande part à faire, ou association d'idées dans le mode d'action du parfum sur le sens génital.

En effet combien de gens, sans en avoir jamais cherché la raison, subissent l'influence d'un souvenir qui se rattache à un parfum qui leur fut cher, pour préférer désormais ce même parfum à tout autre. Cloquet émettait cette idée fort juste (1).

« L'odorat est une source abondante de plaisirs. Bien certainement il est le

(1) CLOQUET, *de l'Osphrésiologie*. Paris, 1821.

sens des appétits violents ; les ty-
rans des animaux en sont la preuve,
mais chez l'homme, il est celui des
sensations douces et délicates, celui
des tendres souvenirs ; il est encore
celui que le poète de l'amour a recommandé, il cherche à séduire dans
l'objet d'une vive affection ; il en est,
sous ce rapport, de l'odorat comme de
toutes les autres sensations.

« On a en effet judicieusement remarqué qu'il y avait un plaisir vif
attaché à tous les actes de la sensua-
lité dans l'économie animale ; tout ce
qui met les organes en mouvement
sans les affaiblir, procure une jouissance réelle. L'homme a un attrait
naturel pour les odeurs agréables a

peu près comme pour les sons mélo-
dieux, les spectacles, etc.

« Le sens de l'olfaction ne sert donc
pas seulement à notre conservation par
ses liaisons avec le goût, ou le sens
génésique, mais il contribue encore
aux charmes de notre existence. »

Le sens de l'odorat a, de même que
le *sens* génital ses altérations : le professeur Bianchi, au rapport de Lombroso (1), cite une femme qui exigeait
chaque nuit de son·mari une salve de
pets !

Moraglia (2) parle d'une femme de
18 ans, à la chevelure noire et épaisse,

(1) LOMBROSO ET FERCIO. *La femme criminelle*,
1896. p. 395.

(2) MORAGLIA. *Archic*. XIII, p. 167.

12.

qui aux rapports sexuels préférait la masturbation sous l'excitation provoquée par l'odeur de l'urine mâle, qui avait sur elle une action dynamogène telle, qu'elle l'obligeait à se masturber dans le voisinage des urinoirs, au risque d'être arrêtée, comme elle le fut, du reste, plusieurs fois. Elle renouvelait ce plaisir avec plus d'intensité dans une chambre, en tenant sous son nez, un flacon d'urine mâle.

PARFUM NATUREL
DE LA FEMME

Parfum naturel de la femme

Le parfum naturel de la femme a trois grandes époques ;

1ᵉ Celle de la puberté ;
2° Celle de la maternité ;
3° Celle de l'âge critique.

Les jeunes filles sentent toujours bon. Dans le *Cantique des Cantiques*, Salomon appréciait cette odeur.

« A l'époque de la puberté, dit Cloquet (1), les jeunes filles vierges répandent quelquefois autour d'elles, un

(1) Cloquet, *loc. cit..*

parfum que les poètes de tous les temps, n'ont pas manqué de célébrer, et que l'auteur du *Cantique des Cantiques* exalte avec un enthousiasme que, de nos jours, on conçoit encore, mais rarement ! »

Il est certain que la jeune fille vierge est sensiblement aromatique, elle dégage des odeurs printanières. Celles chez lesquelles l'amour parle aux sens et dont les désirs se précisent ont un parfum plus prononcé et un peu plus tard, ces odeurs se fixent et se modifient rarement jusqu'à la ménopause.

Certaines femmes sentent le musc naturellement, d'autres l'ambre.

Les blondes pures et cendrées dégagent surtout ce parfum si délicieux de l'ambre.

Les châtaines fleurent l'ambre également, et ceux qui ont la peau très blanche, sentent la violette d'une façon douce et captivante. Quand elles ont chaud, leur transpiration embaume et.... comme elles le savent bien, elles se laissent *respirer* sans en avoir l'air.

L'odeur de l'ébène se manifeste surtout chez les brunes ; à certaines époques, elle se confond avec une légère teinte de musc.

La violette et l'ambre rendent les hommes plus amoureux et plus tendres. L'ébène et le musc sont aimés d'une façon violente et despotique, mais aussi moins profondément.

« Les gens à cheveux roux, dit Virey (1), sentent aux aiselles, une odeur forte que le savant Lory a bien remarquée ; au reste elle est beaucoup plus alcaline quoique moins vive chez les femmes sèches, brunes et très velues, dans lesquelles ont trouve quelque chose d'analogue à l'haleine gravative des quadrupèdes carnivores. Ceci est spécialement le caractère de la race monvale de l'espèce humaine et des tempéraments appelés autrefois bilieux. L'ingénieux Bordeu observe que c'est une marque de vigueur et de force,

(1) *Dict. des connaiss. méd.*, 1815.

surtout dans le système de la génération. »

Le docteur Féré que nous avons
déjà cité, parlant des sécrétions,
s'exprime ainsi au sujet de ce qui nous
occupe :

« Les odeurs des sécrétions cutanées varient beaucoup suivant les
individus; les roux ont souvent une
odeur plus pénétrante. Ces différences ne sont pas sans influencer l'émotivité élective. C'est un fait qui a été
noté de tous temps. Alexandre était
aimé des dames plus que les autres
princes, parce que sa sueur était plus
odoriférante. »

Chez quelques femmes, l'odeur des
aisselles n'a rien de désagréable ;

13

quelquefois, elles sentent l'ambre et
la violette; tandis que chez d'autres,
les aisselles répandent, lorsqu'elles
sont à l'air libre, une odeur de fauve
assez prononcée.

Il y a des femmes qui exhalent
l'odeur du chloroforme, elles sont généralement ardentes, elles grisent
leurs amants qui les adorent.

Les femmes grasses exhalent souvent une odeur oléagineuse prononcée, surtout à l'approche des règles.
Elles ont quelquefois conscience de ce
désagrément et l'atténuent par des
bains journaliers et par des toilettes
locales à l'alcool plus ou moins par-
umé.

Les parfum des femmes brunes

grasses est parfois fort agréable, si elles savent relever le ton de l'ébène, ou atténuer l'odeur de bouquin des aisselles.

Les odeurs naturelles peuvent encore être modifiées sensiblement par l'action des résidus des glandes du système pileux, c'est pourquoi la propreté la plus exquise est recommandée aux femmes qui sont soucieuses de conserver intact leur parfum naturel. Et si malgré cela les exhalaisons odorantes manquent de délicatesse, elles y pourvoiront par l'artifice en tenant compte de certaines règles d'assimilation.

La brune, qu'elle soit foncée partout de peau, ou qu'elle soit blanche aux avant-bras, aux hanches ou aux genoux, qu'elle ait les cheveux et les poils. luisants. fixe beaucoup mieux que d'autres les parfums artificiels.

Les châtaines claires cendrées aux reflets dorés, aux attaches fines, dont la finesse de la peau égale le satin le plus délicat, surtout aux joues, aux seins et aux entre-cuisses ; les plus beaux types de blondes ambrées à deux nuances fixent moins les parfums artificiels.

La blonde rousse, la rousse pure aux cheveux et aux poils ardents et abondants, la peau parsemée de taches légères de son, légèrement grasse et dont le parfum est caractéristique, souvent très recherché, aura besoin d'une plus grande quantité de parfum artificiel, on devra user de produits plus concentrés.

La continence exalte le parfum de la femme ; chez l'homme, elle lui donne cette odeur de presbytère qui tourne souvent la tête à nombre de paroissiennes.

L'alimentation influe beaucoup sur l'odeur naturelle des corps ; les excès de viandes de boucherie et autres, l'abus des choux, des asperges, des fruits crus, des fraises, des groseilles, etc., communique aux sécrétions des odeurs variées.

INFLUENCE DE L'AIR AMBIANT
SUR LES
ODEURS DE LA FEMME.

Influence de l'air ambiant
sur les odeurs de la femme

L'odeur spéciale de chaque peau tient essentiellement à l'état particulier des cavités profondes. Sous l'influence de l'oxygène de l'air qu'elle rencontre à sa sortie des orifices à fleur de peau, l'odeur naturelle des sécrétions glandulaires se modifie, c'est ce qui fait que la plupart des brunes et des blondes sentent la violette, l'ébène ou l'ambre, quand elles

13.

transpirent dépourvues de vêtements
et le dessous des bras et des cuisses
bien aérés. Lorsque ces femmes sont
vêtues, elles ont une autre odeur,
parce que la transpiration se produit
sous les vêtements. A quoi cela tient-
il ? Tout simplement à ce que les principes volatils qui constituent l'odeur
de leurs corps, se rancissent très
promptement par l'effet de l'air chaud
concentré sous les vêtements.

Les fonctions physiologiques en
rapport avec l'état électrique de l'atmosphère sont singulièrement impres-
sionnées chez les sujets nerveux no-
tamment. Ils éprouvent avant, pendant et après les orages des phénomènes d'excitation et de dépression

variés. Sous l'influence de l'augmen-
tation de tension électrique, la sensibilité augmente, la circulation est plus
active, en même temps que la tension
artérielle s'élève, que le corps s'é-
chauffe, que la sécrétion urinaire se
modifie. L'électricité a donc, par suite
de l'excitation qu'elle détermine, une
influence marquée sur les sécrétions,
d'où modification sensible dans le parfum naturel de la femme.

C'est au début de l'influence électrique qu'il y a surexcitation générale
sur le système nerveux avec exagération d'odeur naturelle... c'est l'heure
psychologique !

Les forteresses les plus inexpu-
gnables assiégées avec vigueur à cette

heure-là, ont presque toujours été prises d'assaut. Aux premières gouttes de pluie, le charme s'évanouit et les influences amoureuses pâlissent.

Si les effluves orageuses se prolongent, la sécrétion odorante se tarit et les émanations cessent, pour reparaître avec les phénomènes atmosphériques. On en trouve la preuve évidente dans l'expérience de Libri (1). Cet observateur a constaté que le camphre traversé par un courant électrique, devient de moins en moins odorant, puis cesse de l'être et le redevient peu à peu par le repos.

Tout le monde sait qu'un grand

(1) *Annuaire de Chimie et de Physique.* t. 37, 1829.

nombre de substances dégagent des
odeurs par suite de choc, de froissement, de frottement ; si l'on frappe
avec un bâton certaines pierres, il en
sort une odeur de musc. Quelques
marbres énergiquement frottés, dégagent une odeur fétide, on rend odorant
de la même façon, le soufre, les résines et nombre de métaux.

Le heurt violent du fer du cheval
sur le pavé provoque une étincelle en
même temps qu'une odeur caractéristique d'ozone très remarquable. Un
os mordu par une scie dégage un parfum bien évident de sperme. Le bois
de hêtre dégage une odeur de rose quand
il est travaillé. Les feuilles du myrthe,
du géranium, de la verveine, devien-

nent plus odorantes quand on les froisse sous les doigts.

De même que les corps organiques et inorganiques atteignent leur plus grande intensité odorante par le frottement et le froissement, jamais le parfum naturel de l'être humain ne se dégage plus subtilement, plus agréablement que sous l'influence de caresses amoureuses ; voilà pourquoi l'homme chiffonne instinctivement la femme avant la grande lutte !

La température du corps augmente considérablement chez certaines femmes ardentes lorsqu'elles se trouvent en présence d'un homme dont les désirs sont manifestement évidents, et sous cette influence magnétique, les émanations odorantes se dégagent en abondance. C'est alors qu'on peut dire que l'ivresse des amants est portée à son comble et qu'il y a fusion complète de leurs âmes. Ces femmes attirent et sont généralement aimées.

L'humidité atmosphérique influe sur l'intensité du sens olfactif, il n'y a pas de raison pour croire qu'il n'en est pas de même sur les dégagements des odeurs. C'est en effet le matin, à l'aurore, sous l'influence des vapeurs humides du sol que les fleurs répandent le plus de parfum ; de même, la femme répand le plus de parfum autour d'elle, durant les minutes qui précèdent et suivent l'aurore. Or, comme rien ne ressemble plus à un jardin

émaillé de fleurs que le sanctuaire de
l'amour, à aucun instant du jour, l'air
n'est plus embaumé que le matin après
une nuit de volupté. C'est précisément
pour ce motif que les amants se lèvent
tard !

Les premiers rayons de soleil se
glissant dans l'alcôve, après avoir traversé la rosée matinale, font naître
l'extase avec les réminescences odorantes. L'air tiède et humide qui au-
réole l'autel de Vénus, y tient en sus-
pension les vapeurs ténues d'une amoureuse tendresse, ces vapeurs en se
dégageant provoquent l'odorat et par
lui la rumination de l'œuvre de chair.

Combien de fois, la couche impré-

gnée de l'odeur amoureuse à l'aurore,
a-t-elle fait oublier l'heure aux amants
heureux et que des jaloux ont ainsi
surpris ?

TABLE ANALYTIQUE

TABLE ANALYTIQUE

14

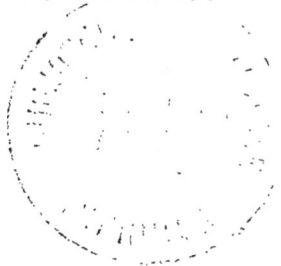

21 Sept 93

LE CHICHI

ALBUM GRAND FORMAT 25×32

Contenant 75 Illustrations sugges-
tives d'après nature.

Envoi franco   **Un Franc**

CUPIDON

ALBUM GRAND FORMAT 25×32

Contenant 75 Illustrations sugges-
tives d'après nature.

Envoi franco   **Un Franc**

Joyeux Lascars

UN FORT VOLUME

250 pages et 200 illustrations

Envoi franco   **Un Franc**

Pour obtenir ces différents ouvrages en adresser le montant à

M. OFFENSTADT, ÉDITEUR

39, rue de Trévise, PARIS

14.

L'AMOUR

Dr JAF

SECRET

1 vol. in-18 jésus

Prix : 4 francs franco

Au lieu de faire l'analyse de ce volume, nous aimons mieux donner ci-après un aperçu des matières qui y sont contenues :

L'amour au début de l'humanité. — L'amour bestial. — L'amour chez les Egyptiens. — L'amour orgiaque. — L'amour grec. — Les Césars et l'amour lubrique. — L'amour au moyen âge. — L'amour vrai d'Héloïse et Abailard.

L'appétit sexuel. — Les mystères de l'attraction. — Le lit conjugal. — La première approche. — L'adultère. — Catéchisme de l'amour. — Sensibilité de la femme. — La pudeur nourrit l'amour. — La passion et le désir.

L'amour secret et expérimental. — Curiosités les plus diverses. — L'épouse incomprise et relevée par l'amour secret, etc., etc.

Séduction, pudeur, volupté. — Morale de l'amour secret. — L'harmonie relevée par l'amour secret. — Attitude d'un jeune mari. — Vanité stupide. — Conjuration de la démoralisation.

L'amour et la procréation. — La fécondité déterminable. — L'art de flatter les passions de la femme, la vanité, l'imagination, la jalousie du passé.

Conseils dans le Mariage. — Les baisers, les étreintes, etc.

L'amour secret à Rome. — L'art d'aimer. — Conseils aux femmes.

Lois secrètes de l'amour dans l'Islam. — Secrets pour se faire aimer.

L'amour secret Indou. — Les divers genres d'embrassements. etc.

Littérature amoureuse et voluptueuse, etc., etc.

OFFENSTADT, Editeur, 39, rue de Trévise, PARIS, IXe

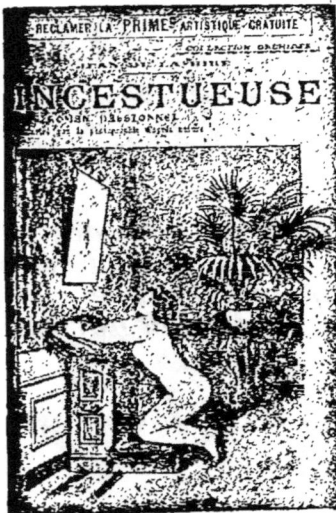

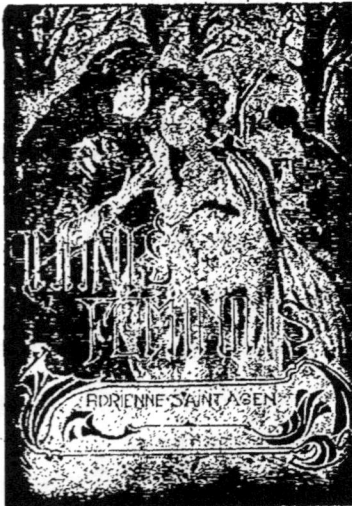

MAURICE DE WLAMINCK
ET FERNAND SERNADA

D'un Lit dans l'autre

Roman passionnel illustré

Ce roman est le récit de la vie d'un malheureux à la recherche d'une sensation suprême. C'est la course effrénée vers la volupté et ses ivresses de tout ordre.

Les auteurs, deux jeunes gens, — il n'y a que ceux-là qui osent s'attaquer à de tels sujets — ont demandé une préface à Félicien Champsaur, et le brillant écrivain a dit de ce livre « qu'il sentait la jeunesse, le printemps, la sève perdue, les germes au vent, le mauvais lieu parfois, l'âge des semences jetés à tous les « vents » du chemin. »

Le préfacier n'a pu se défendre de faire une critique. Il a ajouté que les jeunes romanciers étaient, en amour, pour la quantité, tandis que lui, ainsi que les délicats et les raffinés, était pour la qualité.

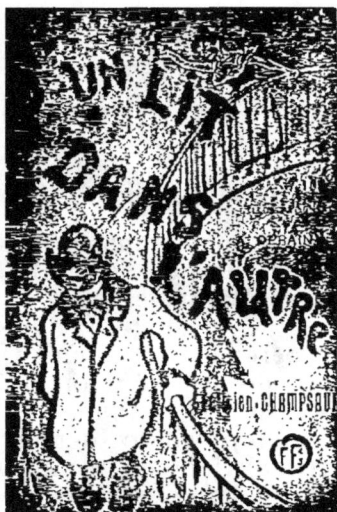

VICTORIEN DU SAUSSAY

LA SUPRÊME ÉTREINTE

[Roman passionnel
Orné de nombreuses illustrations
d'après nature

C'est toute l'histoire d'une femme, qui se déroule dans le charme et la séduction.

C'est aussi la revue des pires caprices féminins et la description de tout ce que peut faire commettre une imagination torturée par le besoin d'aimer.

PRIX : 3 fr. 50

OFFENSTADT, Editeur, 30, rue de Trévise, PARIS, IXe

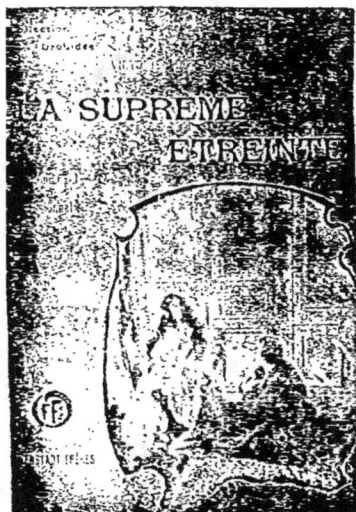

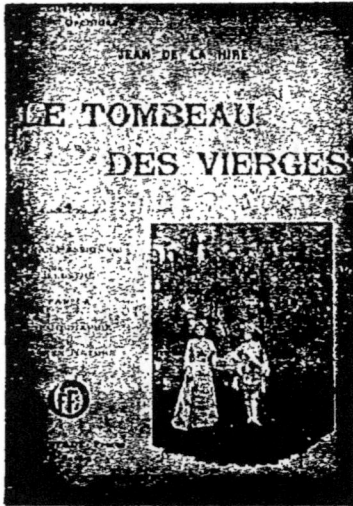

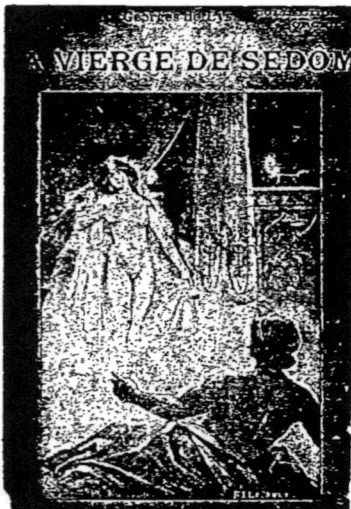

ire et Galanterie

RECUEIL HEBDOMADAIRE D'IMAGES GALANTES

PUBLIÉ

Sous la direction de **JOHN GRAND-CARTERET**

Prix : **15** centimes

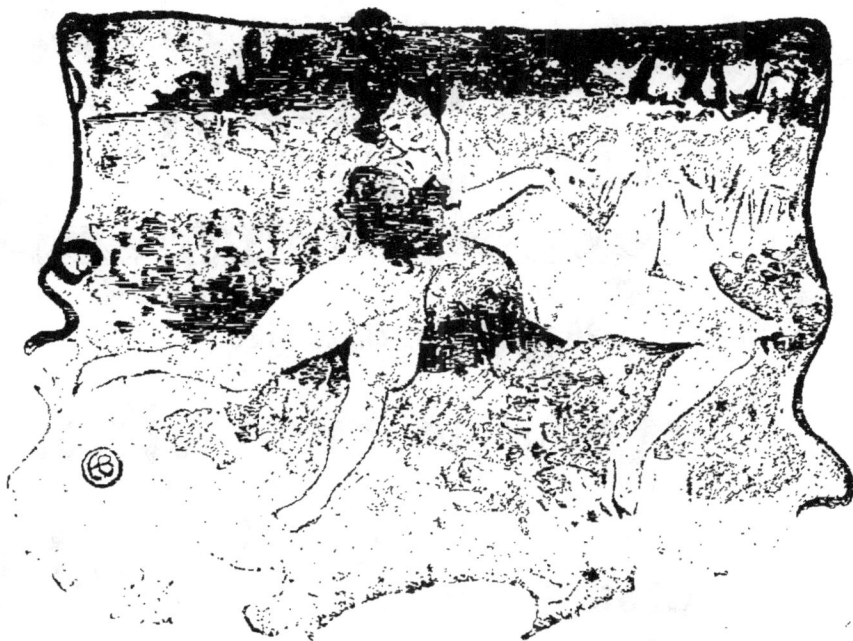

12 pages
O images de maitres, 1 page coloriée

Du Léger   *Du Galant*

Du Nu

Du Retroussé   *Du Comique*

PRIX DES ABONNEMENTS :
eine, **8** francs ; Département, **9** francs ; Etranger, **12** francs.

)FFENSTADT, Editeur, 39, rue de Trévise, PARIS, IX°

15

Dr CAUFEYNON

AVANT, PENDANT, APRÈS

Hygiène et Préservation

TABLE ANALYTIQUE

SUIVI DE

Fonctions et Désordres des Organes de la Virilité

Prix : **4 francs** franco

OFFENSTADT, *Éditeur, 39, rue de Trévise, PARIS, IXᵉ*

Ouvrages spécialement recommandés par LA VIE EN CULOTTE ROUGE

Ravissante Collection illustrée, éditée avec un luxe véritable

Comprenant des Romans passionnels ornés des plus suggestives illustrations reproduites par le dessin ou la photographie

Le titre de chacun des ouvrages de la Collection Orchidée dispense de toute analyse. Ce sont des œuvres passionnantes, dans lesquelles l'amour, — en toutes ses beautés, comme en toutes ses perversités et en tous ses vices, — est dépeint de main de maître en des scènes prises absolument sur le vif et poussées jusqu'aux dernières limites d'un réalisme qui n'exclut pas l'élégance. Ce sont des lectures impressionnantes, parfois troublantes et toujours de l'intérêt le plus captivant, s'adressant à tous ceux qui professent le culte de la femme, qui gardent le fanatisme de la passion amoureuse et qui cherchent l'exaltation des sens.

FOLIE DES SENS
Par HECTOR DE MONTPERREUX

JEUNE FILLE AVEC TACHE
Par VICTORIEN DU SAUSSAY

TOUT EN VOLUPTÉ
Par GEORGES DE LYS

INCESTUEUSE
Par JEAN DE LA HIRE

REINES DE VOLUPTÉ
Par PAUL SAVERNON

PRÉCOCE
Par GEORGE BOIS

LA VIERGE DE SEDOM
Par GEORGES DE LYS

L'ÉTERNEL MASCULIN
Par JEANNE LANDRE

SANGLANTE PASSION
Par LÉONCE DE LARMANDIE

AMANTS FÉMININS
Par ADRIENNE SAINT-AGEN

LES FAUSSES VIERGES
Par LEPAGE

LE SANG DES GRENADES
Par JEAN DE LA HIRE

EN AMOUR
Par JEAN AJALBERT

LA VIEILLE MARCHEUSE
Par EMILE BRUN

LES HÉTAIRES
Par PAUL BURANI

LE JOURNAL D'UN AMANT
Par ANTONIN RESCHAL

LE TOMBEAU DES VIERGES
Par JEAN DE LA HIRE

CARESSEUSE
Par EUGÈNE JOLICLERC

AMOUR SÉNILE
Par RENÉ MASSIA

Le JOURNAL d'une SAPHISTE
Par CHARLES MONTFORT

SUPRÊME ÉTREINTE
Par VICTORIEN DU SAUSSAY

DÉSIRS PERVERS
Par ANTONIN RESCHAL

D'UN LIT DANS L'AUTRE
Par DE WLAMINCK et SERNADA

LE VICE PROVINCIAL
Par JEAN DE LA HIRE

ÉDUCATION DE MAITRESSE
Par MARCEL DE BARE

MON ROMAN AU NIGER
Par HENRI NIELLE

MARIA-MAGDALENA
Par ROCHEFLAMME

Le Catalogue complet, analytique et illustré, est envoyé sur demande.

Chaque volume est envoyé franco à domicile contre mandat-poste de 3 fr. 50 adressé

Almanach des Écraseurs

à l'usage

des Écrasés... de l'Avenir

IMPRIMÉ

en caractères auto... mobiles

POUR

l'An de Pétrole et d'Electricité 1904 (à l'heure)

PAR

UN AUTOMOBILOPHILE EN RETRAITE

Auteur de " *LA VOITURE DE DEMAIN* "

(John Grand-Carteret)

128 pages avec plus de **100** illustrations

Prix : **75** cent.

Réunion de toutes les caricatures et images humoristiques de l'année, françaises et étrangères, se reportant à l'automobile, au cycle et à tous les moyens de locomotion sans chevaux.

C'est un recueil pour rire et s'amuser. L'auteur, en le publiant, a voulu, non prendre parti pour les timorés et les ennemis de tout progrès, mais bien constater publiquement la place de plus en plus grande prise par l'automobile dans les besoins de la société moderne.

ABERRATIONS
FOLIES & CRIMES
du
Sens Génital
Par
Le Docteur CAUFEYNON

Sous ce titre, l'auteur a réuni toutes les aberrations de l'appétit vén
rien. Le tableau qu'il fait de la lubricité de l'homme et de la femme, l
exemples nombreux qu'il donne avec les détails les plus circonstancié
constituent une entrée en matière des plus curieuses. On trouve ensui
de nombreuses observations d'attentats à la pudeur, de viols et de foli
génésiques. L'inversion sexuelle, qui est une des plus importantes parti
de ce curieux ouvrage, est traitée à fond : l'amour socratique ; la sodomi
la satisfaction sexuelle chez les investis ; l'horreur de la femme : l'hist
rique du vice contre nature ; l'inversion devant la science, et, enfin, ur
collection unique de confessions d'investis, qui, à elle seule, justifie
succès de cet ouvrage.

Extrait de la Table,

Les athlètes sexuels. Accès de lubricité. Excentricités sensuelles
L'amant de la colonne Vendôme. Le livre d'or de la lubricité féminin
Précocité génésique. Erotisme de l'âge critique. Impulsion irrésistible d
la volupté. L'orage du sang. La menstruation et l'appétit vénérien ; ca
curieux. Attentats à la pudeur : rapports judiciaires. Attentats aux mœurs
Rapports de viols. Le viol à l'hypnotisme ; acte d'accusation. Le viol che
les Arabes : scène descriptive ; monstruosité. Le viol dans le mariage
rapports judiciaires. La voie trop étroite. Tatouages obscènes. L'inversio
sexuelle. Les invertis-nés. La satisfaction sexuelle. Horreur de la femm
Le haut goût pour l'anus. L'amour grec d'Aristophane. L'inversion
Rome Les baisers du mignon de Martial. La passion de Pétrone. L'inver
sion en France. Ragoûts d'Italie. Célébrités. L'inversion devant la scienc
Observations médicales. Confession d'invertis. Pauline et Florange. L
magistrat Hanovikn. Un médecin inverti. Lettres curieuses. Aux ma
sons centrales. La prostitution et la fécondité, etc.

Prix : **4 francs** franco.

OFFENSTADT, Editeur, 39, rue de Trévise, PARIS, IX

Docteur CAUFEYNON

L'EUNUCHISME

Histoire générale de la Castration

TABLE ANALYTIQUE

Envoi franco contre mandat-poste de 4 francs

OFFENSTADT, Éditeur, 30, rue de Trévise, PARIS, IXᵉ

OFFENSTADT, Éditeur,

de l'ovule, congestion des
tions, l'âge critique, son
maladies, influence de l'âge

stérilité.

défaut de désirs, par dé-
, par défaut de conforma-
on, par absence de sperma-
par vaginisme, par vice de
et momentanée, absences

disme.

. Les neuf sortes d'herma-
e et féminine. Exemples
s hermaphrodites devant la
état-civil des hermaphrodi
célèbres. L'appétit sexuel
sme. Arrêt de développe-
ne. La femme-homme. Les
elle avec sécrétion lactée.
veloppement des testicules.

sexuelle.

ariétés. Le fétichisme. Les
sion du mouchoir, des bot-
féminins, les bonnets de
drap, etc. Le masochisme.
n féminine. Les passionnés
ur, des mucosités nasales.
es. Les lécheurs de pieds.
s tortionnaires. Les éveil-
es. Les nécrophiles et les
e viol des mortes. Bestia-

ité.

alies; signes de la virginité,
ymen élastique, sa persis-
hement, la défloration chez
la défloration criminelle,
dans le somnambulisme, le
t coups montés, médecine
effets contraires produits
e chasteté : le célibat, ma
son immoralité, sa contra-

ie.

ues, caractère de l'hystérie,
rés, ses débuts et durée,
léfinition et caractère : la

sme.

somnambulisme, les hysté-
tisables, procédés employés
talepsie et la contracture,
s, la suggestion, l'hypnotisé

assassin, son réveil, oubli complet de l'acte, obéissance passive, l'hallucination, curieuses observations.

N° 15 — La folie érotique.

L'érotomanie, définition, fièvre érotique, manie, extase amoureuse et ravissement, l'érotomanie chez les anciens, ses causes, le satyriasis, excitations morbides, effets de cantharides, la nymphomanie, causes, ses degrés manie furieuse, insensibilité, scènes obscènes, amour charnel d'une mère pour son fils, manie mystique, exemples remarquables, priapisme, érections incoercibles, causes et effets, folie érotique périodique, exemple d'exaltation sexuelle, démence sénile, excès vénériens, chronicité des maladies nées des abus, pertes séminales, troubles singuliers à la suite du coït, ivresses érotiques, influence sur les sentiments.

N° 16 — La prostitution.

Précis historique, les 22 classes des courtisanes de la Grèce, la débauche romaine, la prostitution au moyen âge, les maquerelles, les filles au Châtelet, exactions de la police, la prostitution moderne, les instructions de la police, cartes des filles, leurs obligations et leurs défenses, la prostitution clandestine, types et procédés de ces filles, la retape, les maisons de passe et de rendez-vous, le rôle de l'homme, le recrutement des filles de joie, le proxénétisme, courtage, les causes de prostitution, caractère des filles de joie, obstacles à leur libération, sentiments religieux et de charité, la maternité, étrange pudeur, les souffrances.

N° 17 — Hygiène et régénération.

Les forces sexuelles de l'homme, leur conservation par l'hygiène de la femme amoureuse, beauté du corps, conservation des seins, leur blancheur et leur fermeté, tonicité des organe génitaux, recettes et procédés.

N° 18 — L'avortement.

Avortement naturel spontané, les causes acquises ou héréditaires, avortement accidentel, causes, émotions morales, maladies, ébranlements physiques, avortement provoqué, médecine légale, fait matériel, intention, conséquences, preuves, le produit de la conception, simulation, manœuvres abortives, coups chutes, tamponnements, drogues.

N° 19 — Les morphinomanes.

Les Fumeurs d'opium

La morphine. Ses effets. Causes de la morphinomanie. Ha
tude acquise. Souffrances. Délices et voluptés. Exaltation
dépression vitale. Désordres intellectuels. L'appareil sexu
L'opium en Orient. Mangeurs et fumeurs d'opium. Mange
d'opium en France. L'opium des fumeurs. Sa préparation.
pipe et la manière de s'en servir. Effets de l'opium sur l'hom
et les animaux. Sommeil, rêves. Ravages de l'opium.

N° 20 — Le mariage et son hygiène.

Du mariage au point de vue sexuel. Puberté et nubilité
Danger de la précocité. L'âge de la fécondité. Mariages consan
guins et le résultat de la conception. L'amour physique dans le
mariage. Première nuit de noces. Le vaginisme. Les fins du
mariage. Les fraudes conjugales. Variétés. Leurs dangers.
Exemples. L'hygiène des sexes. Le coït dans la grossesse. Possibilité d'avortement. Le coït dans l'âge critique. Hygiène de
l'âge critique.

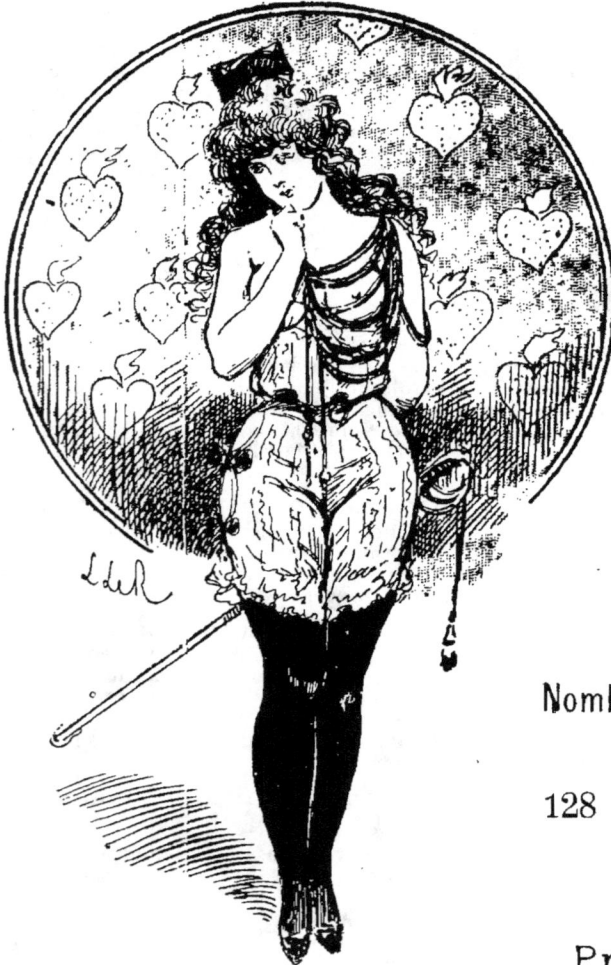

ALADIES
DES FEMMES

Traité complet par le Dr CAUFEYNON

TABLE DES MATIÈRES

Prix : **4 francs** franco

'ENSTADT, Éditeur, 39, rue de Trévise, PARIS, IXe

Physiologie comparée de la Volupté chez l'Homme et les Animaux
Sensibilité physique et morale de l'Homme et de la Femme

SENS GÉNITAL

Par le Dr Caufeynon

Ci-dessous un simple aperçu des matières contenues dans cet ouvrage des plus curieux, car nous ne pouvons donner ici toute la table des matières :

Prix du volume franco : 4 francs.

OFFENSTADT, Éditeur, 39, rue de Trévise, PARIS, IXᵉ

PHYSIOLOGIE DU VICE

Son histoire a travers les âges

PAR

Le Docteur JAF

Cet ouvrage, conçu sur un plan tout spécial, présente un intérêt considérable, car, non seulement l'auteur fait l'historique du vice dans tous les temps, mais encore il en montre les formes les plus diverses, les pratiques les plus infâmes, et les excentricités les plus bizarres, auxquelles la lubricité, la débauche et la perversité humaines ont pu arriver pour satisfaire les sens.

Nous ne saurions mieux faire que de donner quelques extraits des matières traitées dans les divers chapitres de ce curieux ouvrage.

Dans l'antiquité romaine : Les cunnilingues. Les fellateurs ou fellatrices. Scènes et descriptions de ces actes contre nature.

Les irrumateurs. Scènes d'irrumation.

Les tribades grecques et romaines. Pratiques lesbiennes. Dialogue de tribades grecques. Les poètes latins et les tribades. Epigrammes. Scènes curieuses. Une leçon de tribadisme L'olibos et son usage.

Les tribades au moyen-âge. Coutumes. Un collège de tribades. Les vestales de Vénus, initiation d'une jeune fille.

Mœurs et caractère des tribades modernes. Le clitorisme et le saphisme. Les saphistes en ménage Le ménage à trois. Les saphistes des maisons publiques. Maisons de passe pour saphisme des femmes du monde. Pratique de sodomie dans certains pays. La sodomie dans le mariage. Citations et exemples.

Attouchements obscènes sur des enfants par des femmes. Plusieurs cas de lubricité féminine. Description. Attentats par des Arabes, façon d'opérer. Gouts immondes des pervertions.

La flagellation, curieuses circonstances, confession d'un perverti. Cas de bestialité. La masturbation solitaire, en commun et auxilliaire. Perversité des enfants. Pratique dégoutante. Emplois de corps étrangers. La masturbation féminine. Les pensionnats. Les époux. Les amants. Pratique et cas bizarres de masturbation par la machine à coudre. Détails. L'homme complice et instigateur.

La pédérastie chez les anciens. Pratiques monstrueuses. Mœurs et caractère des pédérastes modernes. Jouissance. Psychologie du pédéraste. La prostitution féminine auxilliaire et la pédérastie. Mœurs de filles de bas étage, l'amant de cœur. Les pourvoyeurs. Les maisons de tolérance. Emménagements spéciaux. Voyeurs. Tableaux vivants. Ustensiles de débauche. Godmichés et ventres de femme.

Turpitudes des vieillards, etc.. etc.

PRIX : 4 FRANCS

OFFENSTADT, Editeur, 39, rue de Trévise, PARIS, IXe

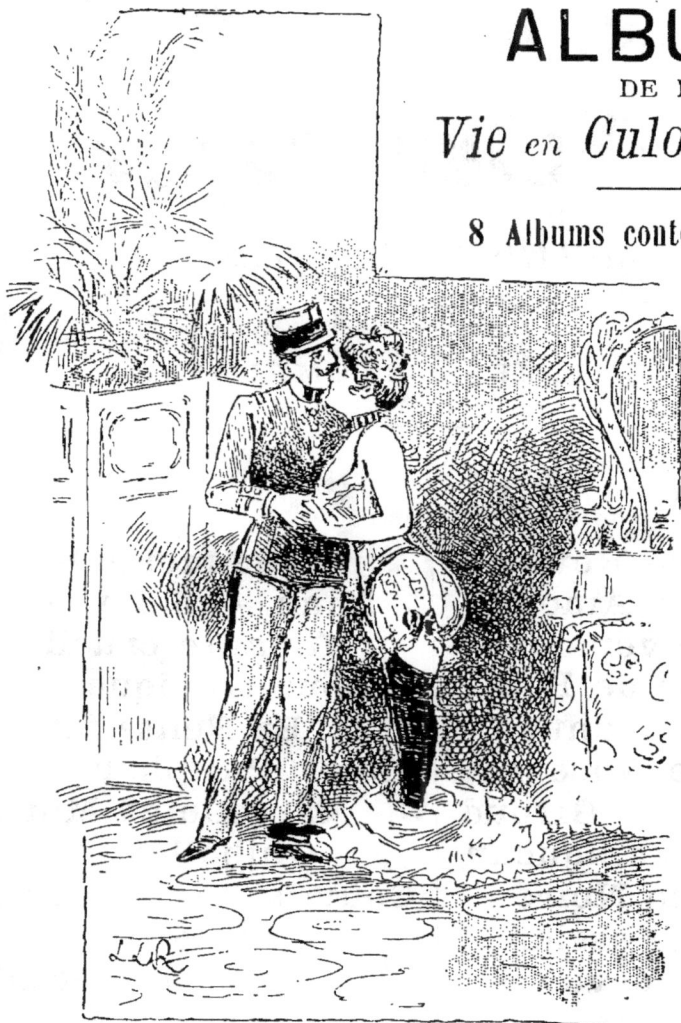

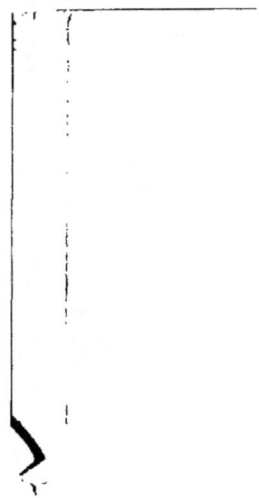

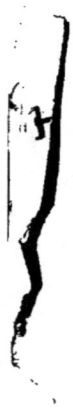

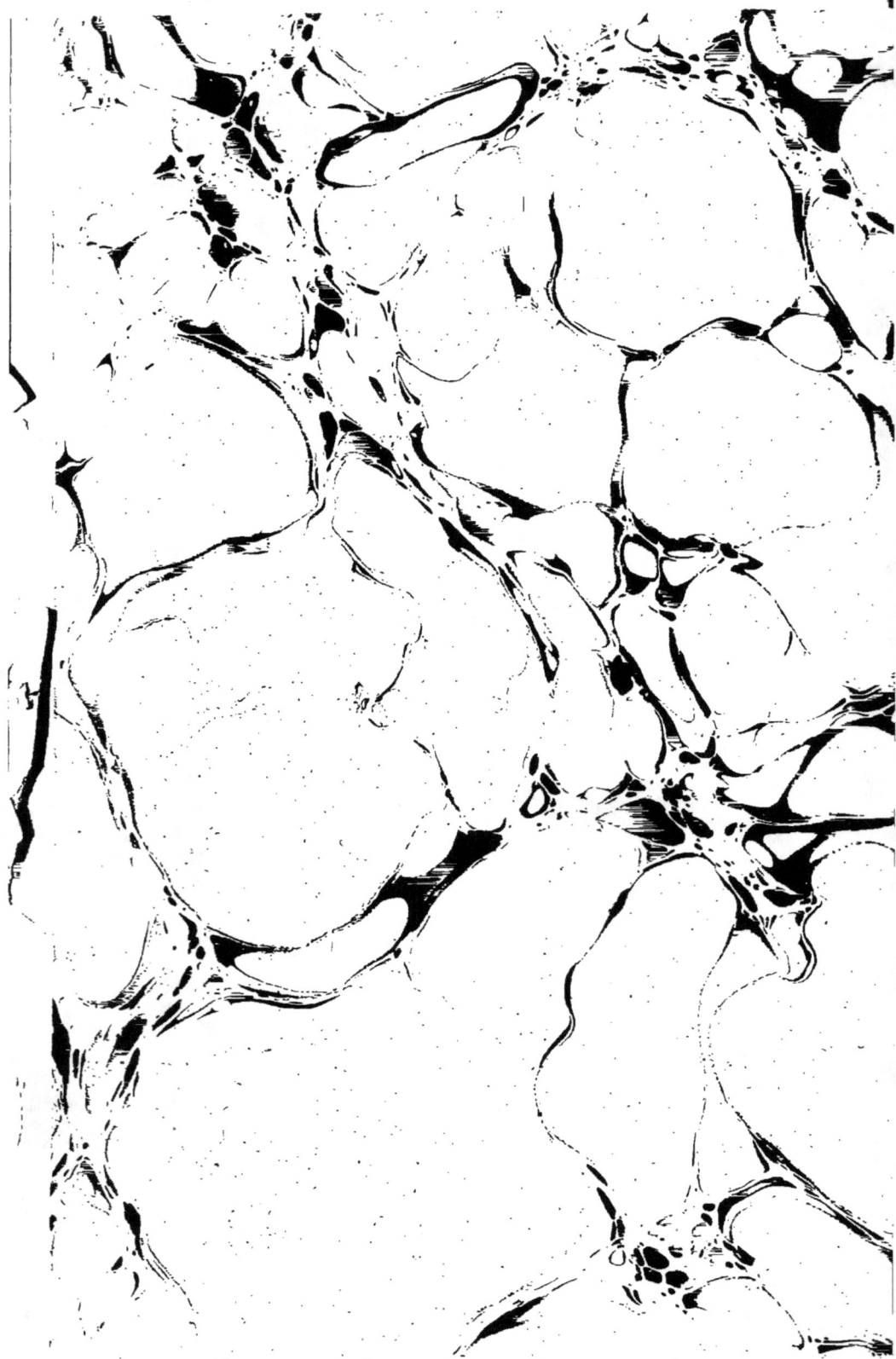

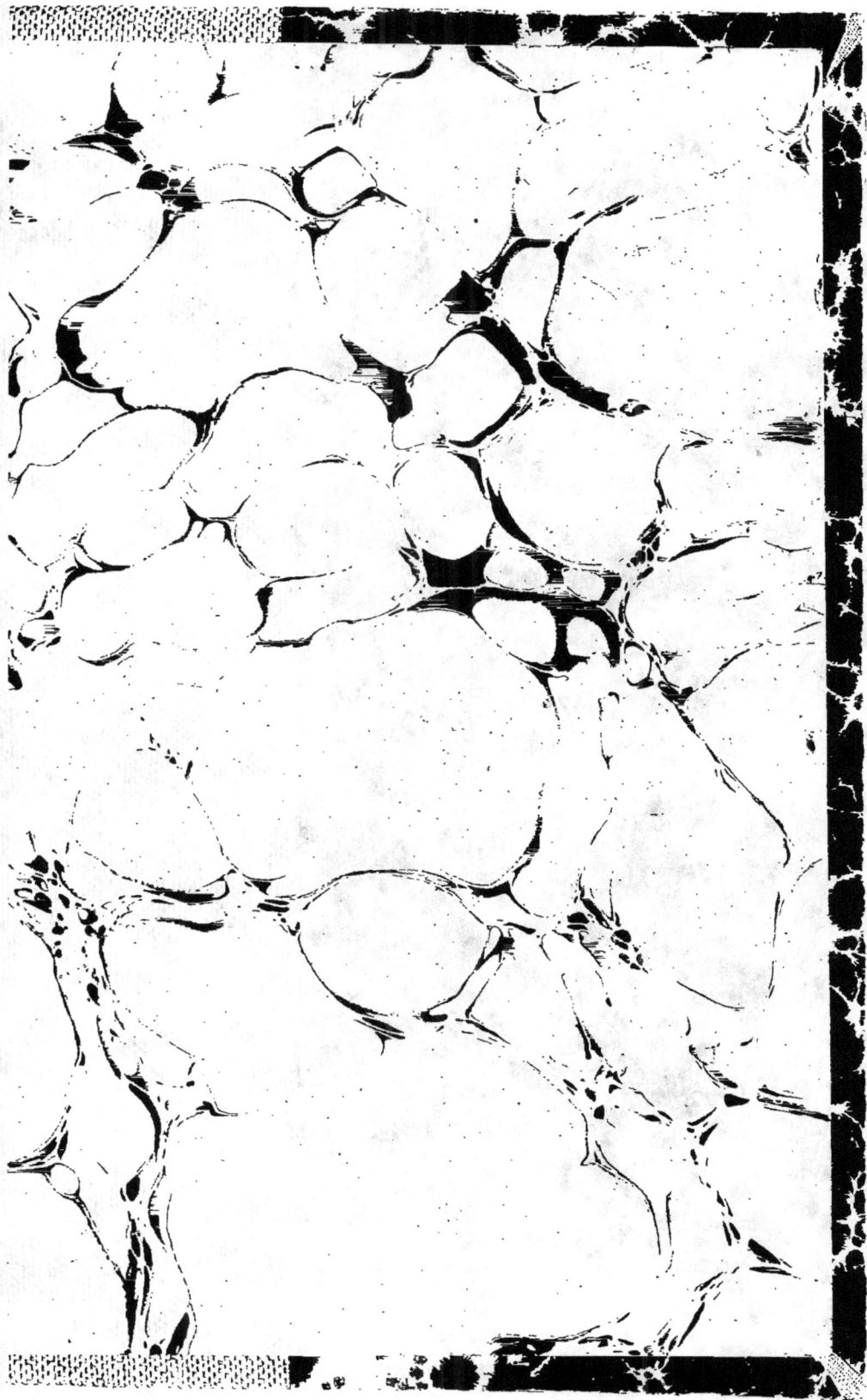